1분이면
코가
뻥 뚫린다

ITSUDEMO DOKODEMO HANAGA YOKU NARU CHIISANA SHYUKAN
by Seishi KONNO
© Seishi KONNO 2020, Printed in Japan
First published in Japan by Daiwa Shobo Co., Ltd.
Korean translation rights arranged with Daiwa Shobo Co., Ltd.
through Imprima Korea Agency.

1분이면

비염, 콧물, 코막힘, 알레르기를 약 없이 해결하는 코 건강법

코가

뻥 뚫린다

곤노 세이시 지음 | 장은주 옮김

비에이블
B.able

이 책의 내용을 따라 해본 독자들의 생생한 후기

환절기만 되면 코가 막혀 두통까지 심했는데, 숨쉬기가 많이 편해졌어요! 코로 시원하게 숨 쉬는 게 얼마 만인지 모르겠어요. 이 책을 내주셔서 감사합니다!

— 40대 여성 독자

비염은 완치가 어렵다는 말에 포기하는 심정으로 약에 의존하며 살았는데, 이 책을 읽고 난 후 비염이 완치될 수 있다는 희망을 갖게 됐어요. 그리고 코가 몸에서 얼마나 중요한 역할을 하는지 알게 됐답니다. 이 책을 읽지 못했다면 비염과 코 질환으로 인해 생기는 여러 가지 질병에 시달리며 살았을 거예요.

— 30대 남성 독자

비염, 축농증과 같은 코 관련 질환뿐 아니라 안구건조증, 두통, 코피, 면역력 저하까지 다양한 질환에 코가 연관됐다는 것을 알게 되었어요. 특히 코 건강을 지키기 위해 책에서 소개하고 있는 지압법을 의식적으로 실천하고 있답니다. 정말 효과가 좋아요!

— 20대 여성 독자

반신반의하며 책에서 소개하는 치료법을 따라 했는데, 매일 놀랍도록 효과를 체험하고 있어요.

— 60대 남성 독자

재채기가 심하고, 눈과 귀가 자주 가렵고, 두통도 있었어요. 자도 자도 피곤하고 가슴이 답답한 증상도 있었는데, 이게 코와 관련된 문제라는 건 정말 몰랐어요. 나이가 들면서 생긴 증상이라고 생각했는데, 그냥 비염에 적응된 것이었더라고요. 특히 이 책에서는 입이 아닌 코로 숨을 쉬는 게 가장 중요하다고 말하고 있는데, 입 벌림 방지 밴드를 하고 코 호흡을 하며 자는 연습을 해봐야겠어요. 코로 숨 쉬기 힘드신 분들에게 추천합니다.

— 50대 남성 독자

중학생 딸이 저를 닮아 비염이 심했어요. 겨울만 되면 축농증까지 심해져서 코로 숨 쉬는 게 소원일 정도였다네요. 알레르기성 비염은 어차피 잘 낫지 않는 병이라 생각하며 약만 먹였는데, 이 책을 읽고 나니 아이에게 미안해지네요. 아이와 저를 위해 집 안 환경부터 하나씩 바꿔보려고 합니다.

— 40대 여성 독자

얇아서 어디든 들고 다니면서 실천하기 좋아요. 1분만 따라 하면 코가 확실히 좋아지니 안 할 수가 없네요.

— 70대 여성 독자

이 책의 목적은 코와 관련된 증상을 즉시 해결하고, 나아가 코 질환을 근본적으로 뿌리 뽑는 데 있습니다.

저는 도쿄에서 지금까지 15만 명 이상의 환자를 치료해왔습니다.

다양한 질환을 앓는 분들이 저를 찾아오지만, 대부분 눈과 귀 관련 질환이 있는 분들입니다. 그중에는 단 한 번의 치료로 언제 그랬냐는 듯 말끔하게 낫는 분도 있었습니다.

제 치료법의 특징은 매우 간단하고 절대 어렵지 않습니다. 이 책에서도 소개하겠지만, 저의 치료는 대부분 건강한 생활 습관에 중점을 두고 있습니다. 누구나 실천할 수 있다는 게 가장 큰 장점이지요.

하지만 몸에 이상을 느끼고 저를 찾아온 분들은 안타깝게도 이 누구나 할 수 있는 것을 하지 않았습니다. 처음부터 그렇지는 않았겠지만, 나이가 들거나 바쁜 일상에 쫓기면서 점점 그렇게 되어버린 것이지요.

저는 이처럼 몸에 이상을 느낀 분들이 우리가 지닌 본연의 치유력으로 몸을 회복할 수 있도록 돕습니다.

이때 가장 중요한 것이 바로 코입니다.

코는 우리 몸에서 가장 중요한 기관입니다. 코를 통해 공기를 체내에 흡입하고 외부의 이물질을 차단합니다. 그리고 산소를 공급받습니다.

곧 소개하겠지만, 산소는 우리 몸의 회복력을 현격히 높여줍니다(유명 운동선수가 산소 캡슐에 들어간 모습을 본 적이 있나요. 이는 산소가 몸의 회복력을 높여 순식간에 하루의 피로를 없애주기 때문입니다).

그런데도 사람들은 코 건강을 소홀히 합니다. 최근 들어, 현대인의 신체가 정말 약해졌음을 피부로 느낍니다. 현대의 환경 탓인지, 식생활 탓인지 우리의 면역력은 크게 떨어졌습니다. 그중에서도 특히 코의 기능이 저하했습니다.

저에게는 남녀노소 다양한 분들이 찾아오는데, 그중에는 아이를 데리고 오는 부모님들도 꽤 있습니다. 몸 상태가 좋지 않은 아이들은 시력과 청력은 물론이고 특히 코 관련 문제가 압도적으로 많습니다. 알레르기성 비염이나 부비강염 같은 질환은 주위에 넘쳐납니다.

눈 치료를 받으러 오는 이삼십 대 회사원 중에도 늘 코를 훌쩍이는 분들이 많습니다. 계절에 따라서는 콧물이 멎지 않아 주로 입 호흡을 하고 툭하면 감기에 걸린다고 합니다. 그렇게 되면 집중력이 떨어져 일에 지장이 생기고 쉽게 짜증이 납니다.

그런 분들에게는 눈 치료를 하면서 코 치료도 병행합니다. 앞서 말한 대로, 코는 만병의 근원이라 할 만큼 신체의 근본이 되는 부위이므로 눈을 치료하는 김에 코 치료도 겸하는 것이지요. 이 책에서 소개하는 방법으로 개인의 특성에 맞게 치료하면 정말 단 한 번만으로도 코가 좋아지는 것을 느낄 수 있습니다.

코 기능이 좋아지면 몸은 몰라보게 회복됩니다. 상상해보세요. 늘 코가 상쾌하게 뚫려 있어 산뜻하고 기분 좋게 숨을 들이쉬는 모습과, 코 막힘과 간질거림이 말끔히 사라져 쾌적하게 생활하는 모습을 말입니다.

코가 상쾌하면 다른 부위의 상태도 좋아집니다. 그러려면 지금 즉시 코 질환을 해결하는 방법과 근본적으로 코의 문제를 해결하는 습관의 수레바퀴를 똑같이 굴려야 합니다.

이 책의 1장에서는 코 문제를 즉시 해결하는 방법을 알려줌니다. 코 문제로 고민하는 성인 남녀뿐만 아니라 아이를 둔 부모님도 꼭 실천해보세요.

알레르기성 코 질환이나 원래 코가 약한 아이들이 늘고 있어 부모님들의 걱정도 많을 텐데, 매우 간단한 방법이니 아이와 함께해보는 건 어떨까요.

2장에서는 코 질환을 근본적으로 해결하기 위한 습관을 아침, 점심, 저녁으로 나누어 상세하게 소개합니다. 코 질환으로 고생하지 않기 위한 일상의 작은 팁을 담았으니 꼭 매일 실천해보세요.

코에 좋은 습관을 소개하고 있지만, 제가 소개하는 방법은 모두 건강한 생활을 위한 것인 만큼 당연히 몸 전체에도 좋습니다.

마지막으로 3장에서는 코의 구조와 증상 등을 해설하고 정리합니다. 저를 찾아온 분들을 치료할 때의 지침을 소개할 텐데, 코 문제를 해결하는 데 도움이 될 만한 내용들입니다.

코는 생명의 근원이라고도 할 수 있는 중요한 기관입니다.

몸에 무리가 가지 않는 생활을 꾸준히 실천하여 누구나 건강하고 평온한 날들을 보낼 수 있기를 기원합니다.

— 곤노 세이시

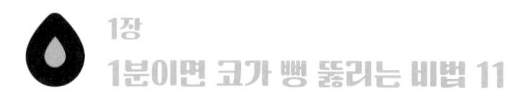

1장
1분이면 코가 뻥 뚫리는 비법 11

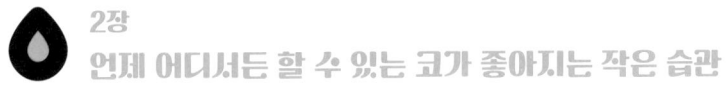

2장
언제 어디서든 할 수 있는 코가 좋아지는 작은 습관

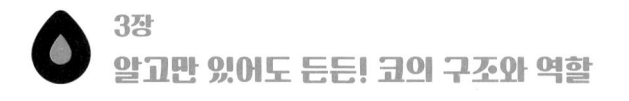

3장
알고만 있어도 든든! 코의 구조와 역할

★코 질환에 잘 듣는 얼굴의 혈★

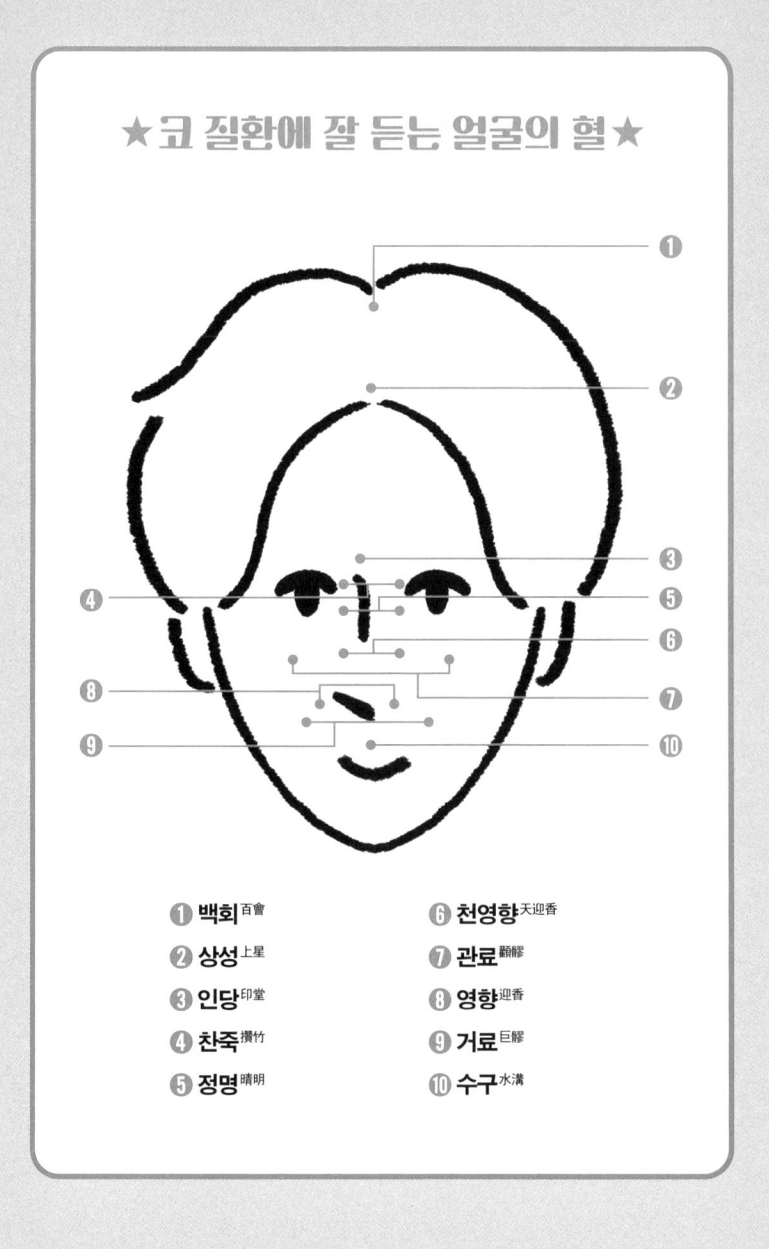

1. **백회** 百會
2. **상성** 上星
3. **인당** 印堂
4. **찬죽** 攅竹
5. **정명** 晴明
6. **천영향** 天迎香
7. **관료** 顴髎
8. **영향** 迎香
9. **거료** 巨髎
10. **수구** 水溝

★코 질환에 잘 듣는 손의 혈★

손바닥 쪽

손등 쪽

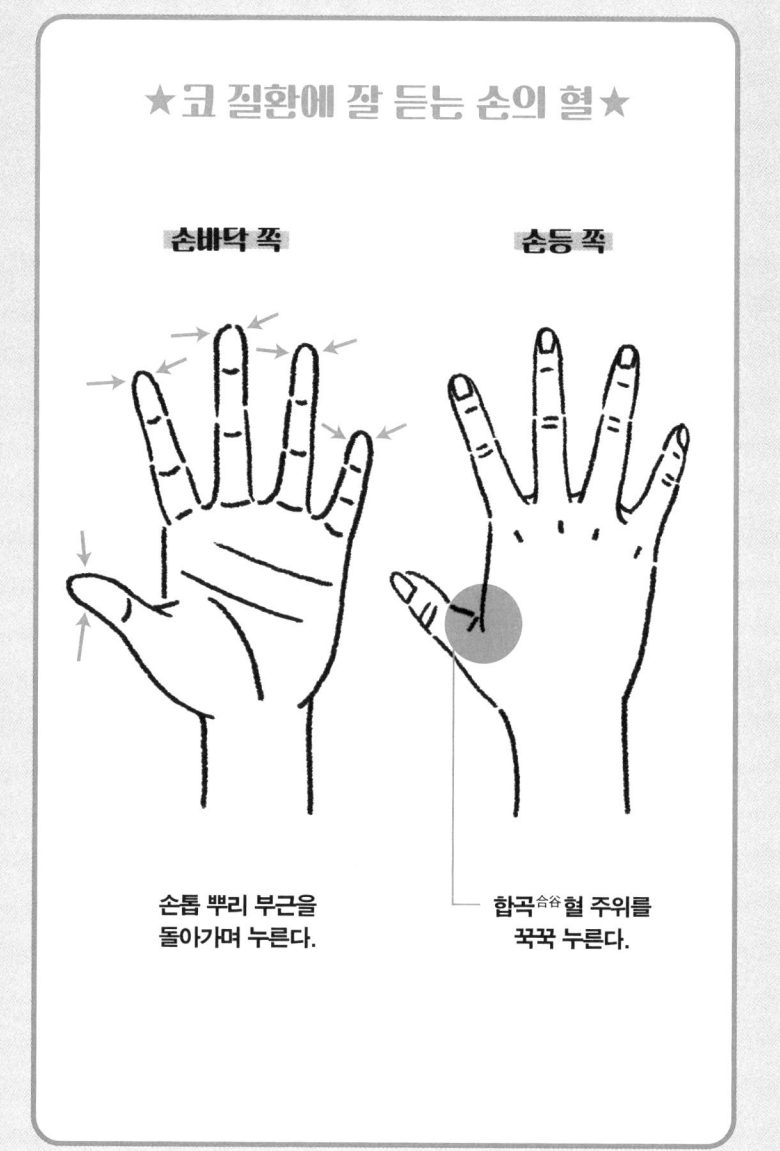

손톱 뿌리 부근을
돌아가며 누른다.

합곡ᵍᵍ혈 주위를
꾹꾹 누른다.

1장

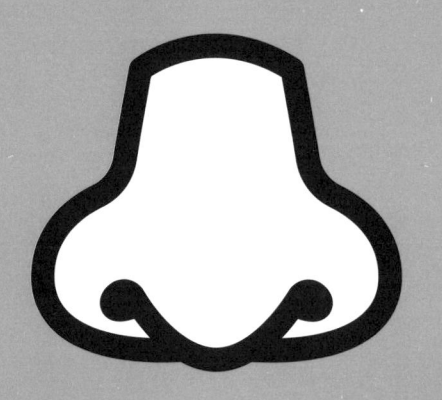

1분이면
코가 뻥 뚫리는
비법 11

1분이면
당장 코 질환을
해결할 수 있다

이랬던 적은 없는가?

- 콧물이 멎지 않는다.
- 코가 간질거린다.
- 재채기가 연속으로 나온다.
- 코가 막혀 숨쉬기가 힘들다.
- 코와 눈이 이상하게 가렵다.

이런 코 질환은 누구나 수시로 겪지만, 문제는 웬만해선 하루아침에 낫지 않는다는 데 있다.

이번 장에서는 이처럼 당장 고치고 싶은 코 질환을 1분 이내에 진정시키는 비법을 소개한다.

비법은 전부 11가지다. 11가지를 전부 다 할 필요는 없고, 일단 하나만 골라서 해본다. 분명 당장 낫게 하는 방법이 있다.

이 11가지 비법에서는 어떤 상황에서 어떻게 하면 효과를 얻을 수 있는지도 소개한다. **신체 구조와 경락 등을 고려하였으며, 되도록 간단하고 즉시 할 수 있는 것들이니 증상에 해당하는 방법이 있다면 일단 시도해본다.**

코 문제가 해결되면 답답함과 짜증도 해소되어 기분 좋은 하루를 보낼 수 있다.

춥고 건조한 날엔
손 마스크

몹시 추울 때는 손으로 코를 막으면서 호흡한다. 혹한의 산속에서 냉기를 그대로 폐에 흡입하면 이상이 생길 수 있다. 그럴 때는 손을 코에 대고 호흡한다. 손을 비벼 손바닥을 따뜻하게 한 후에 하면 좋다. 이 방법의 장점은 손이 적절한 온도를 유지한다는 것이다. 강한 바람에 노출되었을 때도 활용하면 좋다. 손이 아닌 장갑이나 물티슈를 사용해도 되지만, 콧구멍을 완전히 막는 것은 위험하다.

심하게 건조한 시기나 대중교통을 이용할 때는 필요에 따라 마스크를 착용해도 되지만, 항상 착용하면 산소섭취량이 줄어 면역력이 떨어지니 안전한 공간에서는 마스크를 벗고 생활한다.

춥고 건조한 날에 하면 코가 촉촉해진다

손으로 공간을 만들어 코 손상을 줄이자!

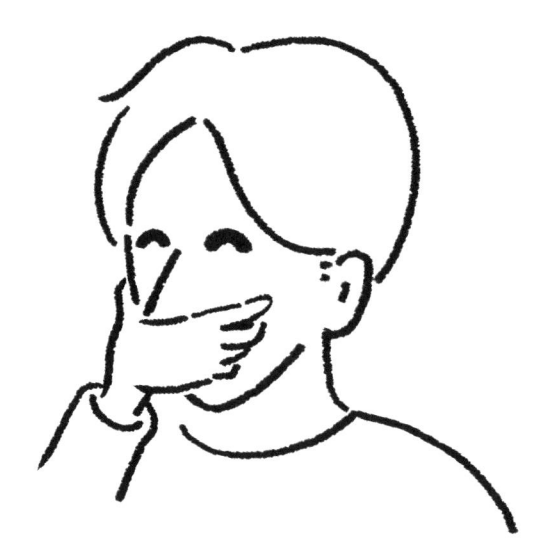

POINT ★

- 콧구멍을 제대로 막는다.
- 엄지와 검지로 얼굴을 감싼다.
- 심호흡을 한 번 하고 나서 숨을 멈추면 좋다.
- 코가 진정될 때까지 한다.

코의 간질거림을
단숨에 잡는 지압법

이번에는 코 주변의 혈을 누른다. '영향(콧방울의 양옆)', '천영향(콧방울 밑의 양옆)', '거료(콧구멍에서 손가락 한 마디 바깥쪽)'라는 혈을 30초 정도 문지르거나 '수구(인중혈)'를 엄지나 검지, 중지로 누르기만 해도 코의 간질거림은 단번에 사라진다. 가볍게 누르는 정도로 도 효과가 있지만, 개운한 기분이 든다면 계속 눌러도 괜찮다.

검지를 펴서 살짝 코를 자극하는 정도라 남들이 전혀 눈치채지 못하므로 밖에서도 할 수 있다. 코 뿌리 양옆을 가볍게 문지르고 '정명'이라는 혈을 자극해도 좋다. 눈과 귀가 이어진 이 부위를 자극하면 혈류가 개선되고 콧속의 흐름이 좋아져 콧물과 코 막힘도 해결된다.

코의 간질거림도, 얼굴 붓기도 단번에 진정된다

궁극의 다섯 개 혈로 코를 시원하게!

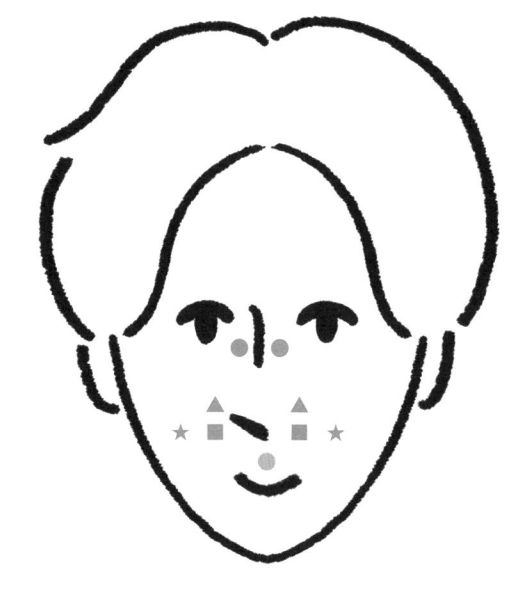

POINT

- 누르는 강도는 기분 좋은 정도이거나 살짝 아픈 정도가 좋다.
- 인중혈인 수구는 급소이므로 너무 강하게 누르지 않는다.
- 1분 정도 골고루 계속 누른다.

코 막힘을 뚫어주는 림프 자극법

겨드랑이 밑을 문지르면 림프의 흐름이 좋아져 코 막힘이 개선된다. 경락의 순환이 좋아져 즉시 효과가 나타나므로 코가 간질거릴 때는 겨드랑이 밑을 문질러보자.

문지르는 데에도 규칙이 있다.

오른쪽 코가 막혔을 때는 왼쪽 겨드랑이 밑을, 왼쪽 코가 막혔을 때는 오른쪽 겨드랑이 밑을 문지른다.

문지르는 시간은 대략 30초 정도. 30초가량 꼼꼼하게 골고루 문지르면 몸이 따뜻해지면서 코 막힘이 개선된다.

문지르는 강도는 약간 아프다 싶을 정도가 좋다. 곧 시원한 기분이 들 것이다.

코가 뻥 뚫린다!

겨드랑이 밑을 문질러 막힌 코를 상쾌하게!

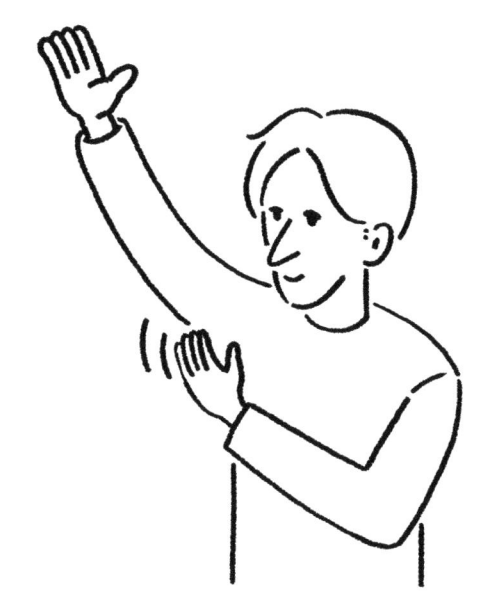

 **POINT**

- 문지르는 강도는 약간 아픈 정도가 좋다.
- 문지르는 시간은 한 세트에 30초 정도가 적당하다.
- 3회 정도 문지르는 게 좋다.

스트레스까지 해소하는
관자놀이 마사지

'셰이크'라고 부르는 이 방법은, 손가락 끝으로 관자놀이 주변을 흔들어 자극하는 방법이다.

관자놀이부터 머리카락 속까지 손가락 끝으로 빙글빙글 자극하면서 긁어주면 관자놀이 주변의 혈을 자극할 수 있다. 5초간 5회 정도를 1세트로 2~3회 실시한다. 강도는 기분 좋은 정도가 적당하다.

자극하는 혈의 위치는 정확하지 않아도 괜찮다. 전문가라면 정확히 혈을 자극하겠지만, 여러분이 직접 할 때는 혈 주변을 기분 좋게 자극하는 정도만으로도 충분하다.

코도, 스트레스도 싹 사라진다

관자놀이부터 머리카락 속까지 빙글빙글 자극한다.

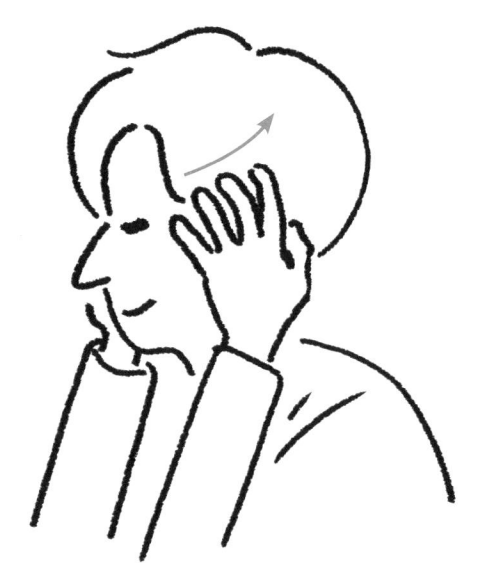

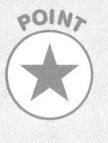

POINT

- 천천히 5초에 걸쳐 빙글빙글 자극한다.
- 5초간 5회씩 2~3세트 실시한다.
- 두피가 상할 수 있기 때문에 손톱이 아닌 손가락 끝으로 누른다.

콧물, 코 막힘을 해결하는 호흡법

콧물, 코 막힘은 외부에서 침입한 이물질에 대한 과민 반응으로 일어나는 경련의 하나다.

따라서 숨을 멈추고 원인 물질의 침입을 차단하면 경련도 멎는다.

만일 코 막힘이나 콧물이 멎지 않을 때는 그 자리에서 코를 막고 숨을 쉬어본다. 코와 귀는 이어져 있어 코를 쥐고 숨을 쉬면 코 막힘이 해소된다.

무리해서 수십 초씩 계속 호흡을 멈출 필요는 없다. 몸 상태를 확인하면서 수 초씩 여러 차례 실시하면 충분하다. 엄지와 검지 끝으로 코의 혈을 세심하게 눌러준 다음 숨을 들이쉰다.

숨을 참기만 해도 콧물과 코 막힘이 해소된다.

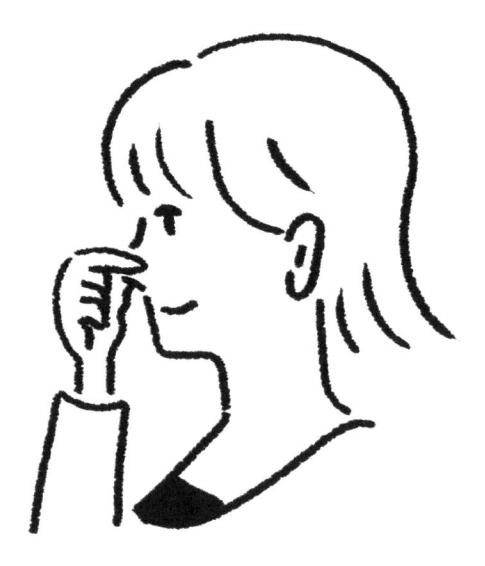

- 숨을 길게 멈출 필요는 없다. 짧게 멈춰도 괜찮다.
- 심호흡을 한 번 한 후에 숨을 멈춘다.

눈과 귀 기능까지 좋게 만드는 황금 라인

눈썹 머리인 찬죽, 눈썹 사이의 상성, 눈 사이의 인당, 뇌천(머리 위의 숫구멍이 있는 자리)의 백회는 대략 얼굴에서 머리 중심 라인에 있는 혈로, 모든 코 질환에 효과가 있는 마법 같은 혈이다.

그중에서도 백회는 만능 혈이라 불리는데, 코 상태가 좋지 않을 때는 물론이고 눈이나 귀의 상태가 좋지 않을 때나 릴랙스 효과를 주고 싶을 때 매우 효과적이다.

인당은 콧물과 코 막힘에 잘 들고, 상성은 코 막힘과 꽃가루 알레르기에 잘 들으므로, 엄지 이외의 네 손가락으로 톡톡 두드려주면 좋다. 몸에 이상이 느껴진다면 찬죽, 상성, 인당, 백회 라인을 따라 네 손가락으로 꾹꾹 눌러주자.

황금 라인을 눌러 코 문제를 해결한다

머리 중심 라인을 꾹꾹 누른다.

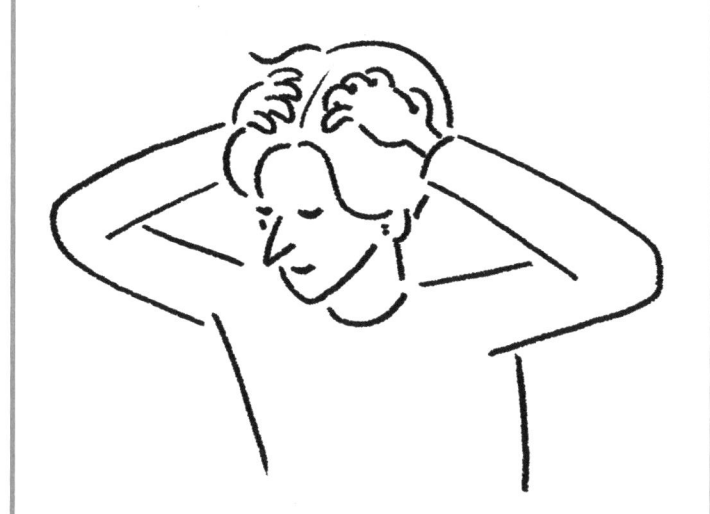

 **POINT**

- 대략적인 혈 자리를 눌러도 괜찮다.
- 콧물, 코 막힘에는 인당혈과 상성혈을 누른다.
- 네 손가락으로 톡톡 두드린다.

★ 비법 7 ★
코가 시원해지는 귀 자극법

눈, 코, 입, 이 셋은 떼려야 뗄 수 없다. 그도 그럴 것이 눈과 코 그리고 귀는 서로 이어져 있기 때문이다. 이 기관들은 상호 작용을 하고 있다.

이번에는 귀를 막았다 열었다 함으로써 기압을 바꾸어 코를 자극하는 방법을 소개한다. 코가 막혔을 때는 양 손바닥으로 귀를 꽉 막았다가 재빨리 떼어내면 코 막힘이 사라진다. 여러 번 하면 위험하니 2~3회 정도만 한다.

이와 반대로 귀가 잘 들리지 않을 때는 코를 막는 것이 효과적이다. 코와 귀 양쪽 모두 너무 자극이 가지 않도록 하는 것이 중요하다.

코와 귀의 상호 작용을 잘 활용한다

귀를 꽉 막았다가 재빨리 열면 코가 뻥 뚫린다!

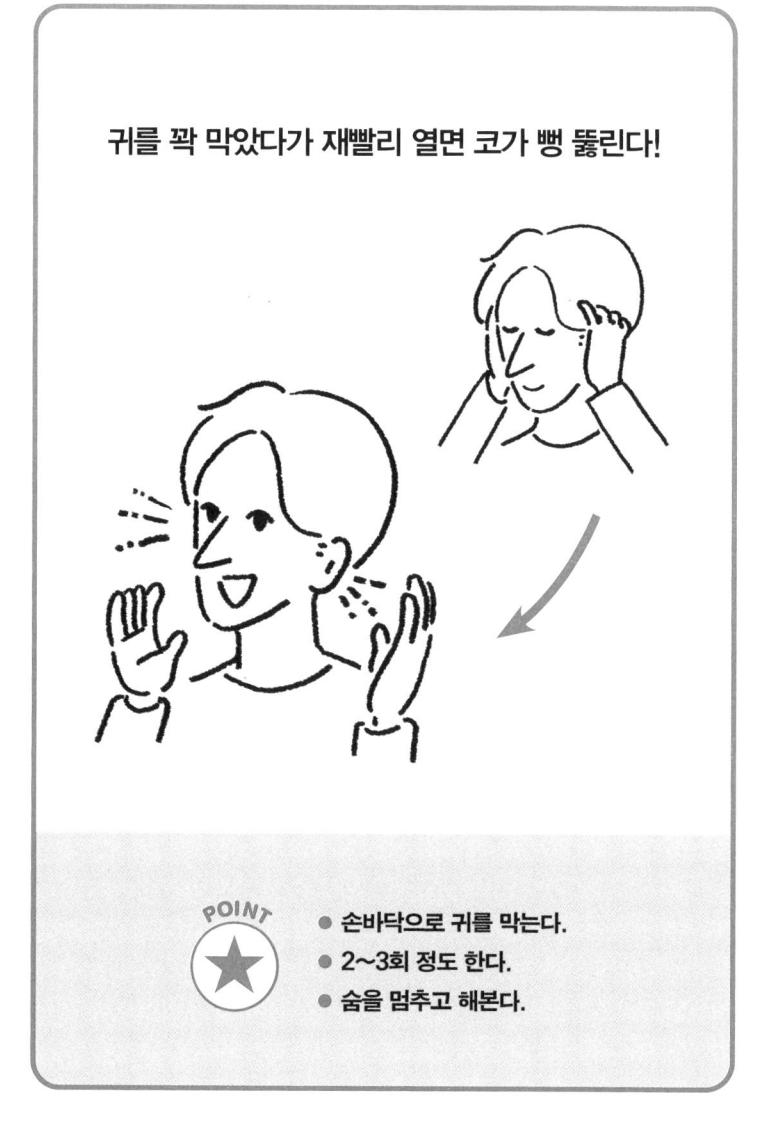

POINT

- 손바닥으로 귀를 막는다.
- 2~3회 정도 한다.
- 숨을 멈추고 해본다.

머리까지 개운해지는
쇄골 마사지

평소 잘 만지지 않는 부위에도 매우 효과적인 혈이 있다. 이를 테면, 쇄골의 패인 부분이다. 이 부위를 3초씩 5회 정도 약간 강하게 눌러주면 된다. 누를 때 생각보다 강한 자극에 놀랄 수 있으니 아프지 않을 정도로 누른다.

다음은 쇄골에서 부위를 바꾸어 목 옆쪽을 누른다. 3초씩 세 곳 정도를 꾹 누른다. 대충 눌러도 괜찮다. 마지막으로 목 앞쪽 중앙 부분을 누른다. 이 부위에는 기도가 있으니 3초씩 5회 정도 가볍게 눌러준다. 머리가 개운해지고 근육이 이완되어 림프와 혈액의 흐름이 좋아지면서 코 막힘도 개선된다.

림프를 자극해서 코 막힘을 없앤다.

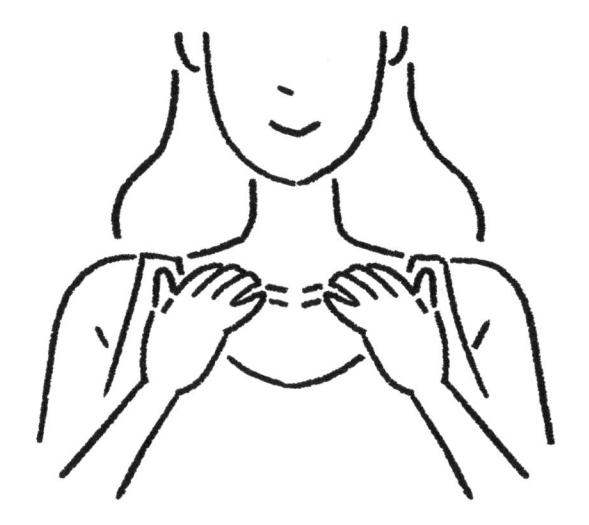

POINT

- 생각보다 강한 자극에 놀랄 수 있으니 너무 세게 누르지 않는다.
- 쇄골은 3초씩 5회 눌러준다.
- 목 옆은 세 곳을 각각 3초에 걸쳐 눌러준다.
- 목구멍 쪽도 3초씩 5회 눌러준다.

★ 비법 9 ★
코 기능을 향상시키는
당기기 요법

손가락 끝으로 코 밑과 입술 주위를 잡아당긴다. 평소 만지지 않는 부위를 집중적으로, 가능하면 얼굴을 전체적으로 당기면서 자극한다. 약간 아플 정도의 강도가 적당하다. 입 주위를 누르다가 통증을 느낀다면 이나 잇몸이 약하다는 증거이다. 반대로 꼬집거나 잡아당겨도 통증을 느끼지 않는다면 자율신경에 이상이 있다고 볼 수 있다. 중국 의학에서는 당기기 요법 같은 거친 치료법도 있을 만큼 자극은 굉장히 중요하다. 귀를 잡아당기는 것도 효과적이다. 귀는 혈의 보고이다. 360개 정도의 혈이 모여 있으니 잡아당기거나, 문지르거나, 쓸어내리거나, 귓속을 만지작거리는 등의 방법으로 30초 정도 자극한다.

살짝 통증이 느껴지는 자극으로 코 기능을 활성화한다

코 밑, 입술, 귀를 아플 정도로 잡아당긴다.

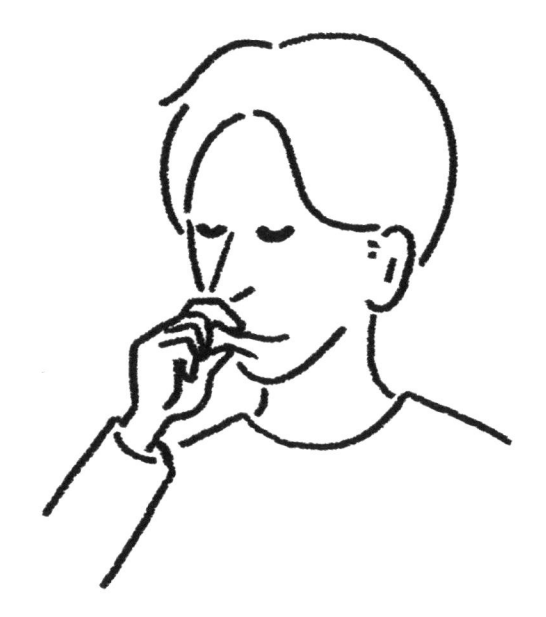

POINT ★

- 얼굴 전체를 폭넓게 잡아당겨 자극한다.
- 강도는 약간 아픈 정도가 좋다.
- 오래 당기지 않아도 괜찮다.

목부터 턱까지 꾹꾹 눌러 코골이 해결

가볍게 턱을 당겨 힘을 빼고 목 뒤쪽, 후두부의 오목한 부분에서 경추의 돌기까지 네 손가락 끝에 약간 힘을 넣어 주무르듯이, 목 근육을 흔들듯이 여기저기 문지른다.

이 후두부의 오목한 부위에서 경추의 돌기 부위를 '천주(天柱)'라고 하는데, 이 부위를 빙빙 돌려가며 누른다. 5초간 눌러준다. 만일 이 부위가 아프다면 자율신경의 균형이 무너졌다는 증거이다. 이 부위를 눌러 혈류를 개선하도록 한다. 코뿐 아니라 난청이나 시력이 나쁜 사람에게도 효과가 있다.

턱 아래에서 양쪽 귀에 걸친 얼굴의 윤곽 부위도 꾹꾹 눌러준다. 이 자극은 특히 코골이에 효과가 있다.

코골이에도 효과 만점

목의 오목한 부위와 턱 가장자리를
꾹꾹 눌러 자극한다.

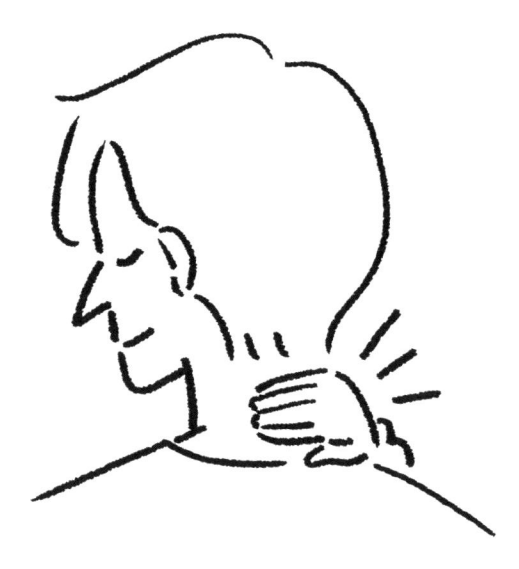

POINT ★
- 턱의 힘을 뺀다.
- 양손의 네 손가락으로 누른다.
- 5초간 5회 실시한다.

코 건강에 절대적인
광대뼈 혈 라인

콧물, 코 막힘에는 역시 얼굴 주변의 혈을 누르는 것이 좋다. 그중에서도 광대뼈 주변이 효과적이다. 이를테면, 관료(광대뼈의 가장 불룩 솟은 부위)라는 혈이다.

광대뼈 주변은 혈이 집중되어 있어 세심하게 누를 필요는 없다. 광대뼈를 따라 누르기만 해도 효과는 절대적이다.

광대뼈 주변을 누르면 좋은 이유는 눈과 귀가 좋아지는 것은 물론이고 코 막힘에도 효과가 특출하기 때문이다.

콧방울 옆에서 시작하여 관자놀이까지 세 곳 정도를 꾹꾹 누르기만 해도 좋다. 경직된 근육이 풀려 혈류가 개선되고 자율신경이 안정되어 코 상태가 눈에 띄게 좋아진다.

코에도, 귀에도 최고의 효과를 발휘한다

광대뼈의 혈 라인이 코 건강에 직결!

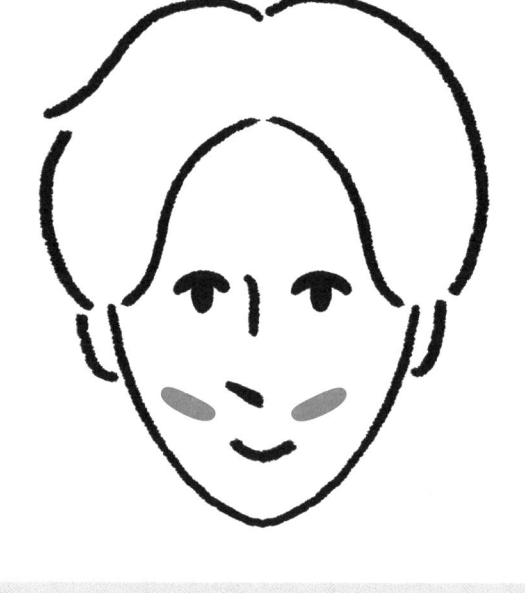

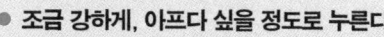

- 세 곳 이상 눌러도 괜찮다.
- 조금 강하게, 아프다 싶을 정도로 누른다.
- 얼굴이 화끈거리면 멈춘다.

2장

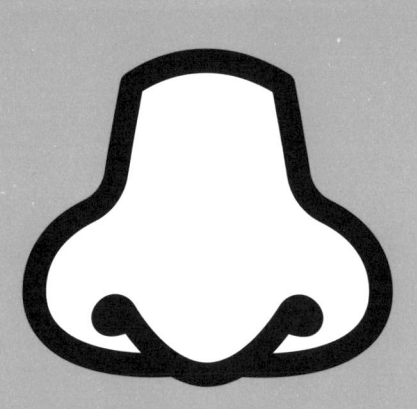

언제 어디서든 할 수 있는
코가 좋아지는 작은 습관

코가 좋아지는
세 가지 원칙

이번 장에서는 아침에 일어나서 밤에 잠들기 전까지 매일 생활 속 작은 습관으로 코 건강을 지키는 방법과 간단한 운동법을 소개한다.

1장에서 소개한 방법과 달리 즉시 효과가 나지는 않지만, **체질을 개선하고 몸 상태를 전체적으로 건강하게 함으로써 코 문제를 서서히 개선할 수 있다.** 매일 꾸준히 하는 것이 중요하다.

1장과 마찬가지로 전부 할 필요는 없다. 관심 있는 것이나 자신의 생활 습관에 맞는 것부터 시작한다. 잘할 수 있는 것은 계속하고 자신과 맞지 않는다면 다른 방법을 시도해본다. 단, 전체적인 몸 상태 및 코 문제를 개선하는 데는 공통된 원칙이 있다.

원칙1. **때와 장소에 맞게 마스크를 활용한다.**

원칙2. **입 호흡을 하지 않는다.**

원칙3. **몸을 차게 하지 않는다.**

이 세 가지 원칙만 지키면 코가 좋아지고 마침내 몸 상태도 점점 개선된다.

그럼 이 세 가지 원칙이 왜 코에 좋은지부터 설명하겠다.

때와 장소에 맞게
마스크를 활용한다

최근에는 인플루엔자나 꽃가루 알레르기 증상이 나타나는 계절뿐 아니라, 외출할 때든 언제든 일 년 내내 마스크를 착용하는 사람이 늘고 있다. 특히 코로나 상황이 되면서 이제 마스크는 선택이 아닌 필수품이 되었다.

하지만 마스크만으로 모든 바이러스와 꽃가루를 완전히 차단할 수 있는 것은 아니다. 실제로 일반적인 마스크로는 기침이나 재채기 같은 비말 정도만 차단할 수 있고 세균이나 바이러스는 빠져나간다. 꽃가루 방지용이나 의료용 마스크로 꽃가루 흡입은 줄일 수 있지만, 역시 100퍼센트는 불가능하다.

또한 하루 종일 마스크를 착용하거나 마스크를 여러 번 사용하면 표면에 들러붙은 바이러스나 세균이 마스크를 벗었을 때 손가락으로 옮겨붙어 감염의 우려가 있다.

원래 마스크는 일상적으로 사용하는 것이 아니다. 마스크를 착용하면 아무래도 호흡이 어려워져 체내에 흡입되는 산소가 부족해진다. 코가 아닌 입을 사용하여 숨을 쉴 경우는 다음에 설명할 '입 호흡' 습관이 들 수도 있다.

마스크는 외부 활동을 할 때처럼 감염의 위험이 큰 상황에서 주로 착용하는 게 좋다. (코로나 상황에서는 반드시 외부 활동 시 마스크를 착용해야 한다.) 그리고 집 안에 들어왔을 때는 마스크를 벗고 입이 아닌 코로 호흡하는 게 좋다. 마스크를 자주 교체하는 것도 중요하다.

입 호흡을 하지 않는다

사람의 신체는 코로 호흡하게 만들어졌다. 코의 구조에 대해서는 3장에서 설명하겠지만, 코는 단순히 호흡하고 냄새만 맡는 기관이 아니다. 고성능 필터를 부착한 공기청정기이자 가습기이며 에어컨이기도 하다.

코가 아닌 입으로 호흡하면 몸에 다양한 이상이 생긴다.

첫째, 입속이 건조하여 타액이 증발하기 쉽다. 타액에는 바이러스나 세균 증식을 막기 위한 면역 기능이 있는데 타액이 부족하면 감기나 인플루엔자에 쉽게 걸린다.

또한 소화 기능이 떨어지고 알레르기 증상도 나타나기 쉽다.

둘째, 코의 필터를 통과하지 않은 채 외부 공기가 목으로 들어오기 때문에 목이 건조하여 손상을 입는다. 목 안쪽에 있는 '편도'는 면역 시스템의 핵심이 되는 림프 조직으로, 그 기능이 쇠퇴하면 면역력이 크게 떨어져 기도에 염증이 생기고 기침이나 천식에 걸리기 쉽다.

셋째, 체내 산소섭취량이 부족해진다. 코 호흡과 비교하여 입 호흡은 호흡이 얕아지기 쉽고, 그 결과 전신의 세포가 산소 부족 상태에 빠져 혈류도 나빠진다. 또한 체온이 저하하여 체력이 떨어지고 쉽게 피로해진다.

산소 결핍이 더욱 진행되면 전신의 장기 기능이 쇠퇴하여 심각한 병에 걸릴 우려가 있다. 세포의 신진대사가 제대로 이뤄지지 않아 몸의 조직이 만성적인 염증을 일으키기도 쉽다.

그 외에 산소 결핍으로 전두엽의 기능이 저하되어 인지증(지능·의지·기억 등 정신적인 능력이 현저하게 감퇴하는 현상)에 걸리기 쉽고, 입 주위 근육이 느슨해져 얼굴선이 무너지는 경향도 있다.

아침에 일어났을 때 입이 바싹 말라 있거나 구취가 심한 사람, 평소 멍하니 입을 벌리고 있는 사람, 입을 벌린 채 음식을 먹는 습관이 있는 사람은 일상적으로 입 호흡을 하고 있을 가능성이 있다.

언제든 의식적으로 코로 호흡해야 한다.

몸을 차게 하지 않는다

냉증은 만병의 근원이라고 하는데 정말 맞는 말이다. 중국 의학에서도 냉증을 모든 병의 원인으로 보았으며, 당연히 콧물, 코막힘 같은 코 질환과도 연관이 있다.

몸이 차면 자율신경의 균형이 무너져 혈류가 나빠지고 면역기능이 쇠퇴한다. 그 결과, 몸의 각 기관의 기능이 떨어져 병에 걸리기 쉽다.

몸이 차지 않게 하려면 먼저 장이 차가워지지 않게 주의해야 한다.

여기서는 배를 따뜻하게 하는 운동과 팁을 몇 가지 소개한다. 얼핏 코 문제를 해결하는 것과 연관이 없어 보이지만, 사실은 매우 밀접하다. 반드시 효과가 있다고는 할 수 없지만, 체질 개선으로 이어지니 꾸준히 해보자.

★ 코가 좋아지는 작은 습관 아침 편 ★

아침에 일어나
코를 위해 먼저 할 일 13

의외라고 생각하겠지만, 아침에 일어났을 때 우리 몸은 별로 건강한 상태가 아니다.

자는 동안 거의 몸을 움직이지 않기 때문에 혈류가 약해져 전신이 산소 부족 상태에 있다. 코를 골거나 입 호흡을 하는 사람은 타액이 줄어 입속과 목이 건조해진다. 그 상태에서는 잡균이 증식하기 쉬울뿐더러 새로 침입하려는 바이러스나 병원균도 막기 어렵다.

침실 공기도 염려스럽다.

웬만큼 환경이 좋은 지역이나 아파트 고층부가 아닌 이상에는 창문을 열고 자기가 어렵다. 당연히 실내 공기는 정체된다.

특히 1인 세대는 좁은 공간 안에 텔레비전이나 컴퓨터 같은 가전제품과 전자기기가 가득한데 그 기기들이 내뿜는 양이온의 양도 만만치 않다(일반적으로 전자파에 양이온이 많이 함유돼 있다).

충분히 잤음에도 눈을 뜬 순간부터 머리와 온몸이 찌뿌둥하고 피로감을 느낀다면, 양이온의 악영향으로 자율신경의 작용이 흐트러졌기 때문이다.

코 질환을 예방하고 상쾌한 하루를 보내기 위해서라도, 눈을 뜨면 먼저 신선한 공기를 마시고 산소를 듬뿍 공급하여 몸을 깨우자.

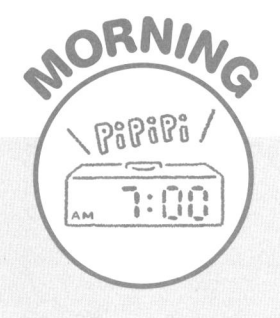

눈을 뜬 즉시
손발을 움직여
교감신경을 자극한다

아침에 눈을 뜨면 먼저 침대나 요 위에서 손발을 움직인다. 손발을 이리저리 움직이기만 해도 괜찮고, 손가락을 꽉 오므렸다가 펼치거나 발가락을 꼼지락거려 본다.

누운 채로 다리 전체를 조금씩 띄웠다가 떨어뜨리는 운동도 추천한다. 다리를 아주 조금만 띄워도 자율신경이 확실하게 자극된다.

자율신경이란 본인의 의지, 즉 뇌의 명령과 상관없이 하루 24시간 호흡이나 심장 박동, 체온 조절 등 모든 신체 기관의 기능을 조절하는 신경 계통이다.

코 건강을 지키려면 반드시 자율신경의 균형을 회복해야 한다.

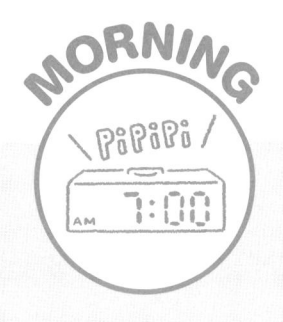

창을 활짝 열고
바깥 공기를
듬뿍 마신다

원래 밤에는 침실 창문을 열고 신선한 바깥 공기를 마시며 자는 것이 이상적이다. 각종 전자제품에서 발생하는 전자파로 인해, 실내에 양이온이 가득해지기 쉬운 요즘에는 더욱 그렇다. 하지만 이를 실천하기는 쉽지 않다.

더구나 미세 먼지가 많은 날이나 도심의 차로 부근에 산다면 공기 자체가 오염되었을 가능성이 높아 바깥 공기가 항상 신선하다고만은 할 수 없다.

그래도 아침의 바깥 공기는 '공기의 비타민'이라 불릴 만큼 음이온을 듬뿍 함유하고 있으며, 오전 5시부터 10시 정도까지는 하루 중 음이온이 가장 풍부한 시간대다.

아침에 눈을 뜨면 되도록 빨리 창문을 열어 음이온을 실내에 들이고 심호흡을 하자. 자율신경의 상태를 정돈할 수 있다.

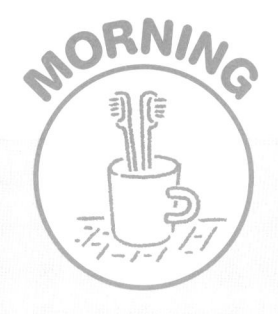

MORNING

40도의 물로
얼굴을
따뜻하게 한다

○

누구나 아침에 일어나면 당연한 습관처럼 화장실에서 이를 닦고 세안을 한다. 여기에 한 단계만 더 나아가면 코 건강을 개선할 수 있다.

그중 하나가 세안하면서 얼굴을 따뜻하게 하는 것이다.

밤에 자는 동안 손발이 차가워진 사람이 많은데, 아침부터 콧물이나 코 막힘으로 고생하는 사람 중에는 얼굴이 차가워진 사람도 많다.

얼굴에 손바닥을 댔을 때 차갑다고 느끼면 그대로 잠시 손바닥으로 얼굴을 데워준다. 손도 차가워졌다면 따뜻한 물로 세안하면서 데운다. 적정 온도는 40도 전후의 약간 뜨겁다 싶을 정도다.

피부가 건조하다면 좀 더 미지근한 물이 좋다.

피부가 건조하다는 것은 점막도 건조하다는 뜻이다. 애써 얼굴을 따뜻하게 해도 코점막이 건조하면 의미가 없다. 코점막은 따뜻해야 제 기능을 한다.

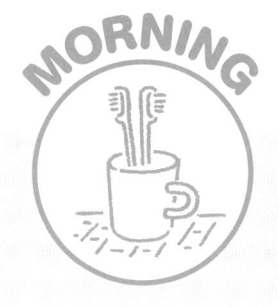

깊은 심호흡으로
전신의 세포를 깨운다

아침마다 꼭 심호흡하는 습관을 들이자.

산소를 충분히 마셔 전신의 세포를 건강하게 하는 데에도, 자율신경의 상태를 정돈하는 데에도 심호흡은 굉장히 효과적이다. 10회 정도 크게 심호흡한다.

아침부터 코가 막혀 심호흡하기 어려울 때는 우선 코 근육을 문지르거나 코 밑을 살살 마사지한다. 그리고 스팀 타월로 얼굴 전체를 아주 따뜻하게 한 후에 심호흡을 해본다.

코 막힘은 점막의 팽창이 원인이므로 긴장이 가장 해롭다. 스팀 타월로 얼굴을 따뜻하게 하여 뇌가 편안해지면 긴장도 풀려 자율신경의 상태가 안정되고 점막의 팽창도 개선된다.

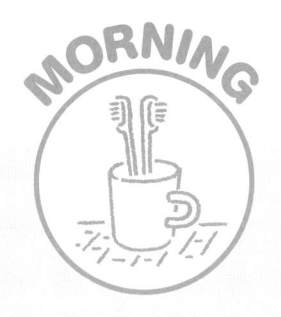

MORNING

**입속과
목을
가글한다**

세안과 양치를 한 후에는 잊지 않고 입속과 목 안쪽을 가글한다.

입속 가글은 자는 동안 증식한 잡균을 제거한다. 칫솔로 꼼꼼하게 닦으면 깨끗해진다고 생각하기 쉬운데, 칫솔을 사용한 양치는 한계가 있다. 그런 점에서 입속 가글은 칫솔이 닿지 않는 치아 틈새 등에 증식한 잡균을 헹귀낼 수 있다. 아침에 일어났을 때 입속이 건조하고 구취가 심하다면 꼭 입속을 가글하는 습관을 들인다.

입속과 목 가글로 목 점막에 증식하기 쉬운 감기 바이러스나 인플루엔자 바이러스 등을 흘려보낸다. 시판 가글액보다는 소금물 가글을 추천한다. 짜다고 느낄 정도의 소금물을 사용하는 게 좋다.

코와 입은 몸속에서 서로 이어져 있다. 따라서 입속 가글과 목 가글은 코 질환을 예방하는 데도 효과적이다.

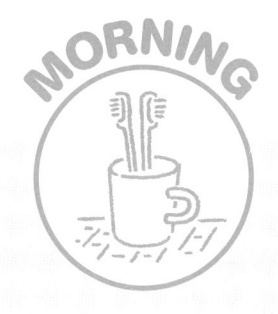

식염수로
코 세척을 한다

좀 더 적극적으로 코 상태를 진정시키고 싶다면 콧속을 직접 식염수로 세척한다. 손바닥에 식염수를 덜어 한쪽씩 헹구어도 좋고 좌우 콧속을 동시에 헹구어도 좋다. 시중에 나온 코 세척기를 사용해도 괜찮다.

코로 식염수를 너무 깊이 들이켜 통증을 느끼거나 숨이 막히게 하는 것은 위험하다. 중요한 점막에 상처를 낼 우려가 있으니 코 입구와 입 주변을 씻어내는 정도로 충분하다. 물론 너무 씻어내는 것도 안 좋다.

식염수 온도는 자신의 체온에 맞게 놀라지 않을 정도의 따뜻한 식염수가 좋다.

무엇보다 깨끗한 식염수를 사용해야 한다. 세면대의 물을 들이켜면 오히려 세균이 번식하여 염증을 일으킨다.

그런 의미에서 코 헹굼은 양날의 검이지만, 올바른 방식에 익숙해지면 매일 아침 양치나 세안을 하면서 간단하게 수 초 정도 콧속을 헹구어 코 막힘을 예방할 수 있다.

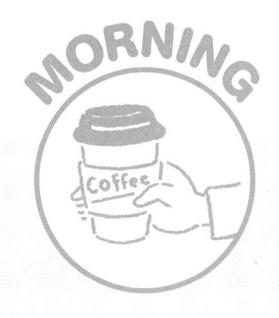

코점막을 보호하는
아침 식사는
따로 있다

건강한 신체를 유지하려면 필요한 영양소를 음식으로 제대로 섭취해야 한다. 이것은 하루 세끼에 전부 적용되는 말이지만, 특히 아침이 중요하다.

아침을 거르고 하루를 시작하면 전신의 세포가 영양부족 상태에 빠져 공부나 일의 효율이 떨어질 뿐 아니라 눈과 코의 기능도 저하된다.

에너지원인 포도당을 많이 함유한 빵이나 밥, 양질의 단백질을 섭취할 수 있는 달걀, 우유, 요구르트 등의 발효식품 그리고 영양 균형이 좋은 바나나 등을 조금씩이라도 꼭 먹는다.

코 질환이 잦은 사람은 코점막을 보호하는 식품도 섭취한다. 낫토, 멜로키아(이집트 원산의 식물로 주로 잎을 채소로 활용하며 시금치와 비슷한 맛이 난다), 버섯, 마, 아욱 등 뮤틴 성분을 함유한 끈끈한 식품이 가장 좋다.

그 외에 비타민A가 풍부한 당근이나 소송채(어린 소나무), 시금치, 비타민C가 풍부한 양배추, 브로콜리, 과실류, 비타민D가 풍부한 연어, 꽁치, 버섯류, 양파, 당근, 생강 등 자극이 강한 식품도 점막 보호에 효과가 있다.

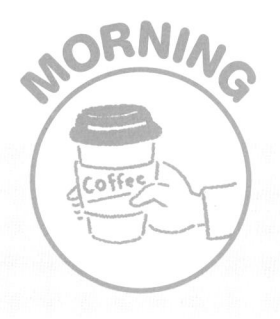

맛있는 냄새로
뇌를 깨운다

아침 식탁에 앉았다면 먹기 전에 먼저 냄새부터 맡자.

말할 것도 없이 코는 후각 기관이지만, 냄새는 코로만 느끼는 것이 아니다. 비강 내 후각 기관에서 전기 신호로 변환된 것을 뇌가 인식해야 비로소 냄새로 느낄 수 있다.

코 막힘이 전혀 없어도 대뇌변연계(냄새를 인식하는 부위)의 센서가 둔해지면 미각은 쇠퇴한다. 미각의 기능을 좋게 하려면 코 상태뿐만 아니라 뇌도 단련해야 한다.

맛있는 냄새는 뇌에 가장 맛있는 음식이다. 후각만이 아닌 시각도, 미각도 확실하게 자극하여 타액 분비를 촉진한다.

아침에 일어났을 때 된장국 냄새나 토스트 냄새만 맡아도 식욕이 솟아 에너지가 충만해졌던 경험은 누구나 있지 않은가. 후각은 건강의 척도이기도 하다. 건강하다면 음식 냄새를 맡기만 해도 온몸의 스위치가 켜진다.

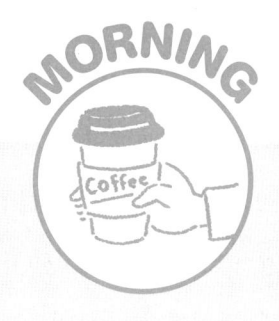

음식물을 여러 번 씹어
타액 분비를
자극한다

먹을 때는 꼭꼭 씹어서 먹는다. 늘 일에 쫓기거나 성질이 급한 사람은 두세 번만 씹고 바로 삼켜버리는 경향이 있는데, 씹으면 씹을수록 몸에 좋은 것은 사실이다.

씹으면 씹을수록 이하선(귓바퀴 앞의 아래쪽에 있는 사각뿔처럼 생긴 침샘)과 설하선(혀 아래 점막의 밑에 있는 침샘)이 자극을 받아 타액 분비가 활발해진다. 타액이 많이 나오면 자율신경을 비롯한 많은 기관의 기능이 향상하여 몸 상태도 좋아진다.

"빨리 먹는 사람은 후두암에 걸리기 쉽다"라는 말이 있는데, 목 근육을 충분히 사용하지 않으면 목 근육이 굳어 암에 걸리기 쉽다.

"구체적으로 몇 번을 씹어야 하는가?"라는 질문도 종종 받는다. 몇 번을 씹어야 타액 분비가 활발해지는지는 그 사람의 체질이나 몸 상태에 따라 달라진다.

나는 성격이 급한 편이라 음식을 빨리 먹는 편이지만, 의식적으로 가능한 한 20번 정도는 꼭꼭 씹으려고 노력한다. 건강을 위해서라면 다른 사람에게 "식사 속도가 너무 느린 것 아니야?"라는 핀잔을 들어도 괜찮다.

○

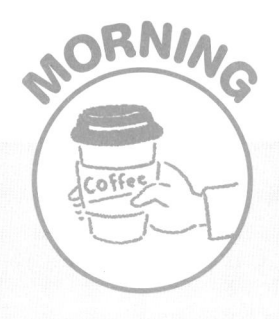

집을 나서기 전에
가볍게 뛴다

아침 운동은 혈류를 촉진하고 기초대사를 높여 체력을 기르거나 다이어트를 하기에 안성맞춤이다. 뇌를 비롯한 우리 몸의 각 기관에 산소와 영양이 공급되어 활성화되므로 머리도 개운해진다. 물론 코 상태도 좋아진다.

특히 출근 전 운동으로 가벼운 점프를 추천한다. 그 자리에서 가볍게 폴짝폴짝 점프해본다. 처음에는 발끝으로 서서 뒤꿈치가 약간 뜨는 정도로 점프를 시도해본다. 어쨌든 몸을 위아래로 움직이는 것이 중요하다.

익숙해지면 바닥에서 조금이라도 몸이 뜨게 해본다. 그렇게만 해도 몸에 6배의 부하가 걸려 몸 기능이 개선된다.

점프하면 뼈를 통해 심장과 뇌에도 자극이 전해진다. 몸 전체가 움직여 위를 비롯한 장기들도 자극된다.

처음에는 50회 정도 점프하다가 익숙해지면 200회, 300회로 늘려 간다. 아침뿐만 아니라 일하는 틈틈이 혹은 귀가 후 등 여러 차례에 걸쳐 점프한다. 나는 매일 1,000회 정도 점프를 한다.

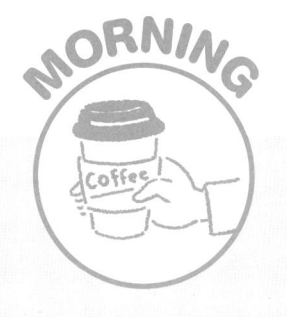

빠른 걸음으로
혈류 흐름을
활발하게 한다

출근이나 등교할 때에는 빠르게 걷기를 적극적으로 추천한다.

보폭은 약간 넓게, 넓적다리를 끌어올린다는 기분으로 역이나 버스정류장까지 빠르게 걷는다. 그렇게만 해도 하반신 근육을 단련할 수 있다.

하반신, 특히 넓적다리 근육은 '제2의 심장'이라 불릴 만큼 중요하며 전신의 혈류와 밀접한 연관이 있다. 넓적다리 근육을 단련하면 할수록 혈류가 좋아진다.

걸을 때 리듬감 있게 2회 들이쉬고 2회 내쉬는 식으로 호흡하면 더욱 효과적이며 호흡근도 단련할 수 있다.

혹한의 이른 아침처럼 기온이 영하로 떨어졌을 때는 냉기를 그대로 흡입하면 기관에 손상이 갈 우려가 있으니 마스크를 착용하는 편이 안전하다.

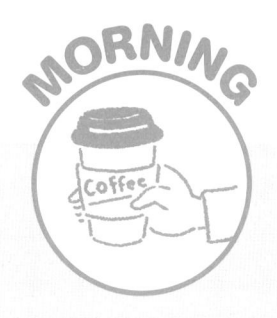

기침하는 사람이 있다면
재빨리
자리를 피한다

독감이 기승을 부리는 시기에 통근 전철이나 버스 안에서 기침이나 재채기를 하는 사람이 있으면 몹시 신경이 쓰인다. 기침이나 재채기를 할 때 나오는 비말은 2미터 이상 날아가 45분간 공기 중에 떠돈다고 하니 확실히 위험하다.

비말 감염을 막는 데는 마스크가 효과적이다.

바이러스 자체의 입자는 0.1에서 0.2마이크론 정도이므로 마스크를 착용해도 차단할 수 없다. 그러나 바이러스를 품은 비말의 크기는 0.5마이크론 이상이므로 부직포 마스크로도 차단할 수 있다.

감기나 인플루엔자 바이러스는 직간접적인 접촉으로도 감염될 수 있다.

최근에는 곳곳에 소독제가 비치된 만큼, 많은 사람이 사용하는 손잡이나 문 등을 만진 다음에는 반드시 손을 소독한다.

그러나 인플루엔자 바이러스를 100퍼센트 차단하기란 불가능한 일이다. 만약 바로 앞에서 기침이나 재채기를 하는 사람이 있다면 재빨리 되도록 먼 곳으로 자리를 피한다.

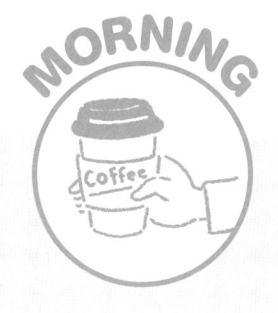

손을 움직일 수 있는
범위에서
얼굴과 목의 혈을
자극한다

이 방법은 1장의 11가지 비법에서도 소개한 적이 있다.

만원 전철에 끼여 거의 움직일 수 없더라도 자기 얼굴 정도는 만질 수 있다. 이때는 꼭 얼굴과 목의 혈을 자극해본다.

- 영향혈(콧방울 양옆)과 천영향혈(콧방울의 뿌리 양옆)을 문지른다.
- 수구혈(비공 아래)을 누른다.
- 정명혈(눈과 코뼈 사이의 오목한 부분)을 주물러서 풀어준다.
- 천주(목 뒤)를 돌려가면서 누른다.

이 혈들은 다른 사람이 눈치채지 못하게 자극하기 쉬운 혈이다.

규칙적인 생활이
자율신경 균형을 유지해준다

자율신경은 활동을 담당하는 교감신경과 휴식을 담당하는 부교감신경으로 이루어졌다. 이 두 신경은 서로 대치하는 관계에 있어 한쪽이 우세하면 다른 한쪽은 열세이다. 이를테면, 일이나 운동을 할 때는 교감신경이 작용하고 편안하게 휴식할 때는 부교감신경이 작용한다.

매일 생활 주기에 맞춰 교감신경과 부교감신경이 원활하게 바통터치를 하면 우리의 심신은 모두 건강할 수 있다. 하지만 스트레스나 과로 때문에 자율신경의 균형이 무너지면 교감신경만 우세해져 수면 장애, 부정맥, 발한, 현기증 등 몸에 다양한 이상이 생긴다.

자율신경을 정상적으로 유지하려면 무엇보다 규칙적인 생활이 중요하다.

스팀 타월 만드는 법

스팀 타월은 뜨거운 물에 담가 만들기도 하지만, 물기를 짤 때 화상을 입을 우려가 있다. 그런 점에서 전자레인지를 사용하면 간단하다.

젖은 세안 타월을 적당히 짜서 지퍼 팩 같은 비닐봉지에 넣어 600W 전자레인지에서 약 1분간 가열한다. 비닐봉지가 터질 수 있으니 입구를 조금 열어두는 것을 잊지 않도록 한다.

가열 직후는 상당히 뜨거우니 화상을 입지 않도록 주의하고, 전자레인지에서 꺼낸 타월은 가볍게 펼쳐 잠깐 식힌다. 적정 온도는 43도 전후다. 너무 뜨거우면 얼굴에 올렸을 때 피부가 상할 수 있다.

당연한 말이지만, 스팀 타월의 온도는 점점 차가워진다. 그게 싫다면 두꺼운 타월을 사용하거나 비닐 랩 혹은 타월을 한 장 더 올려 사용해본다. 얼마간은 열이 유지될 것이다.

사무실, 학교, 집에서
틈틈이 할 일 10

사무실이나 카페, 도서관 등의 공공시설에서는 자기 마음대로 환경을 바꾸기가 어렵다. 그렇더라도 코에 좋은 습관을 조금만 들이면 생활의 질이 현격히 올라간다.

만일 당신이 회사원이라면 사무실은 집과 더불어 가장 긴 시간을 보내는 곳이다. 정기적으로 창을 열어 환기하는 식으로 실내 공기 환경을 항상 양호하게 유지한다.

코가 간질거리거나 재채기가 시작된다면 실내 공기가 나빠졌다는 증거이다. 그냥 참지 말고 근본적인 원인을 제거한다.

컴퓨터 사용 등으로 장시간 앉은 채로 같은 자세를 취하는 것도 좋지 않다. 혈류가 나빠져 산소나 영양소가 전신에 이르지 못해 코 상태가 악화될 뿐 아니라 뇌도 피로하여 직업 능률이 떨어진다.

수시로 일어나 걷거나 가끔 짧게 낮잠을 자는 등, 얼핏 땡땡이를 치는 것처럼 보이는 행위가 실제로는 업무 능률을 높이는 데 도움을 준다.

낮 동안에는 할 일이 많아 무심코 시간에 쫓기기 쉽다. 하지만 그럴 때일수록 한 박자 느리게 간다. 평소 하지 않던 것들을 조금씩 해보면 놀랄 만한 효과가 나타날 것이다.

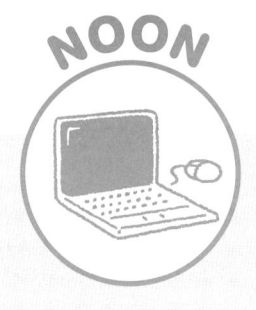

의식적으로
깊게 심호흡한다

무언가에 열중해 있다가 문득 정신을 차리고 보면, 왠지 숨이 막혀 가쁘게 숨을 들이쉬었던 경험은 없는가.

집중력이 높아 일에 푹 빠지는 사람일수록 생기기 쉬운 증상인데, 아마 자기도 모르는 새 숨이 멈췄을 것이다.

물론 이런 상태는 뇌나 신체에 좋지 않은 영향을 끼친다.

호흡이 멈췄다는 것은 체내 산소 공급이 멈췄다는 것이다. 산소야말로 생물이 살아가는 데 무엇보다 중요한 에너지원이다. 사람의 신체를 형성하는 37조 개나 되는 세포 하나하나가 산소를 영양원으로 활동한다.

호흡이 멈춰 중요한 산소 공급까지 멈춘다면, 그건 말도 안 되는 일이다.

그렇다고 집중하지 말라고 말리는 것도 무리다. 문득 숨쉬기가 힘들어 정신이 번쩍 들었다면 깊게 심호흡을 하고 산소를 듬뿍 마신다.

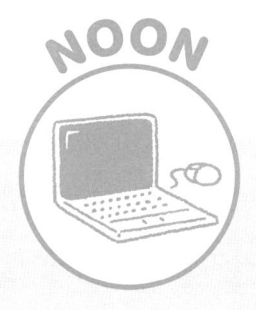

항상 입 호흡이 아닌
코 호흡을 한다

최근 들어 평소에도 멍하니 입을 벌리고 있는 사람들이 많이 눈에 띄는데, 나는 이런 사람들이 심히 염려스럽다. 그들은 길거리에 그냥 서 있을 때도 입으로 호흡하는 게 아닐까.

'코로 호흡하든, 입으로 호흡하든 산소를 마시는 건 마찬가지잖아. 대체 뭐가 문제야?'라고 생각하는 분도 있겠지만, 사실 이 문제는 매우 심각하다.

원래 사람의 신체는 코 호흡을 전제로 만들어졌다. 콧속은 코털을 비롯하여 외부에서 체내로 침입하려는 이물질을 차단하는 시스템이 몇 겹으로 갖춰져 있다.

그런데 입 호흡을 하면 그런 이물질이 필터를 그대로 통과하여 세균이나 바이러스로 오염된 공기가 목 점막을 해칠 우려가 있다.

입 호흡의 위험성을 아는 사람도 무언가에 열중하다 보면 자기도 모르게 입 호흡을 하는 경우가 있다. 의식적으로 입을 다물고 코로 호흡하는 습관을 들여야 한다.

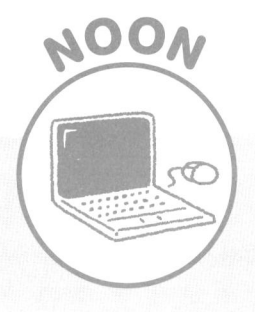

코에 좋은
공기 컨디션은
따로 있다

사무실 내 공기 환경은 매우 중요하다. 공기가 정체되어 산소가 부족해지지 않게 일정 시간마다 창을 열어 환기해야 한다.

하지만 고층빌딩의 사무실 창문은 대부분 열리지 않아 외부 공기를 받아들일 수 없다. 물론 공조 설비가 갖춰져 1년 내내 실내는 쾌적한 온도로 유지되지만, 습도나 산소 농도 등은 놓치기 쉽다.

사람에게 가장 쾌적한 습도는 40~60퍼센트이지만, 공조 설비가 갖춰진 사무실 내의 습도는 20퍼센트 이하이다. 산소 농도도 대부분 너무 낮다. 게다가 컴퓨터와 복사기 같은 사무기기가 양이온을 대량으로 방출한다.

그런 환경에서 오랜 시간을 보내다 보면 몸속 세포가 만성적인 산소 결핍 상태에 빠져 자율신경이 흐트러진다. 목이 건조해지고 중요한 코점막도 습기를 잃는다.

공조 설비가 완비된 사무실이야말로 실내에 공기청정기나 가습기, 음이온 공기청정기 등을 설치하여 공기 환경을 양호하게 유지할 필요가 있다.

최근에는 소형 음이온 공기청정기 제품도 다양하게 나와 있으니 책상 위에 개인용 공기청정기를 두는 것도 좋은 방법이다.

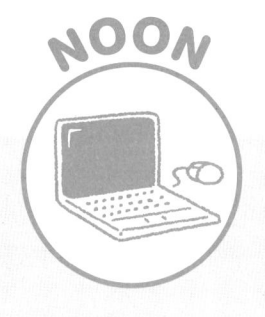

NOON

생각날 때마다
등 근육을 펴서
기도를 넓힌다

등을 구부리고 턱을 내민 채 몇 시간씩 컴퓨터 화면을 응시하는 모습. 아마 전형적인 사무직 회사원의 이미지가 아닐까.

이런 자세는 뇌를 포함한 신체 모두에 매우 고달프다. 장시간 같은 자세를 취하면 혈류가 나빠질뿐더러 기도와 폐가 압박되어 산소를 충분히 섭취할 수 없다.

자세가 나빠졌다 싶으면 그때마다 등 근육을 펴서 기도를 넓히자.

상반신을 꼿꼿이 세우고 책상에 한 번 엎드렸다가 상체를 천천히 일으킨다. 정수리에 백회라는 혈이 있는데 마지막에는 이 혈을 천장에 들러붙게 한다는 느낌으로 등 근육을 똑바로 편다.

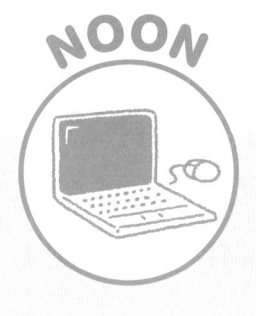

목과 어깨를 돌려
혈류를 개선한다

어깨 결림과 목 결림은 국민 질병이라 불릴 만큼 흔한 질환이다. 약간만 긴장해도 어깨가 결리고 무거워지거나 목 근육이 경직되는 사람이 많다.

어깨 결림과 목 결림의 정체는 근육의 긴장이다. 견갑골 주변의 근육이 긴장하여 굳어지는 것이 어깨 결림이고, 경추 주변의 근육이 굳어지는 것이 목 결림이다. 양쪽 다 무거운 머리를 지탱하는 중요한 근육이다. 그래서 등을 구부리거나 목을 쑥 내민 자세를 계속 취하면 부담이 가서 결리는 것이다.

근육이 긴장하면 내부 혈관이 압박되어 혈류가 나빠진다. 어깨 결림이나 목 결림이 있으면 목 위쪽으로 순환하는 혈액의 흐름이 나빠져 두통이나 초조함, 안정피로(정상적인 사람보다 빨리 눈의 피로를 느끼는 상태) 등의 원인이 됨은 물론이고 코 질환도 생길 수 있다.

일하는 틈틈이 목과 어깨를 돌려 근육을 풀어주는 운동을 한다. 이를테면, 목을 빙글빙글 돌리거나 등을 꼿꼿이 편 채 좌우로 멀리 바라보거나 평영을 하듯 견갑골을 크게 돌린다.

이렇게 수십 초만 움직여도 목 위쪽의 혈류가 좋아져 머리가 개운해지고 눈과 코 상태가 좋아진다.

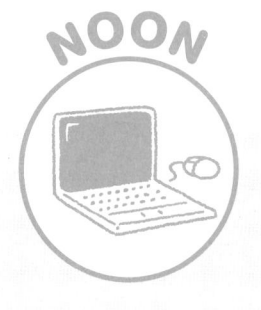

앉은 자세로
발목을 돌려
하반신 근육을 자극한다

의자에 장시간 앉아 있으면 하반신의 혈류가 악화된다. 의자에 앉은 자세는 얼핏 편안해 보여도 상반신의 무게 때문에 혈류가 멈춰 있다. 한 시간에 한 번은 일어서서 다니도록 한다.

중요한 회의 중이라 도저히 일어설 수 없을 때는 앉은 채로 하반신의 혈류를 좋게 하는 체조를 한다.

이때는 특히 발목 운동이 효과적이다.

발목을 빙글빙글 돌리거나 뒤꿈치를 올렸다 내리기만 해도 넓적다리 근육이 단련된다.

넓적다리 근육은 우리 몸의 혈류 순환 시스템에서 제2의 심장이라 불릴 만큼 중요한 펌프 역할을 한다. 따라서 이 근육을 자극하여 긴장을 풀어주면 펌프 기능이 부활하여 하반신에서 정체하기 쉬운 혈액을 상반신으로 끌어올릴 수 있다.

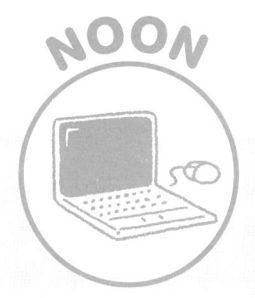

코에 이상을 느끼면
그 자리를 피한다

사무실은 많은 사람이 일하고 있는 데다 방문객이나 비품 등의 출입도 잦은 공간이다. 꽃가루나 먼지, 진드기와 같은 알레르기 반응을 일으키는 항원도 많고 겨울에는 감기나 인플루엔자 바이러스도 계속 침입해온다. 게다가 건조하여 산소가 부족해지기 쉬우므로, 기본적으로 코 건강에 바람직한 환경은 아니다.

그러나 같은 사무실에 근무하면서도 생생하게 활력이 넘치는 사람이 있다. 그런 사람들은 면역 시스템이 정상으로 작용하여 자연 치유력이 강한 사람이다.

정말 건강하다면 인플루엔자 같은 바이러스가 많은 환경에 있어도 이겨낼 수 있다. 하지만 피로하거나 수면이 부족하면 평소 면역력이 높은 사람이라도 감염되기 쉽다.

위험한 것은 가까이하지 않는 게 좋다.

갑자기 콧물이 흐르거나 재채기가 멎지 않거나 코에 어떤 이물질이 느껴진다면, 즉시 일어나 그 자리를 피한다. 주변 공기가 나빠졌을 가능성이 있으니 코 건강을 고려한다면 피하는 것이 상책이다.

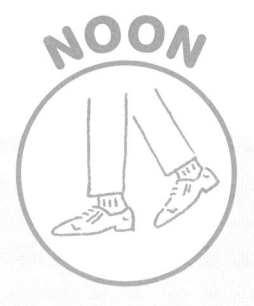

휴식 시간에
호흡근을 단련한다

점심시간에는 가능한 한 밖으로 나가 신선한 공기를 듬뿍 마시자.

일부러 조금 먼 곳까지 점심을 먹으러 가도 좋다. 도시락을 준비했다면 자기 자리보다는 옥상이나 가까운 공원으로 가서 먹자.

점심 식사를 마치면 오후 업무에 대비하여 한껏 산소를 들이마시고 몸 상태를 가다듬는다. 목 위쪽으로 산소가 충분히 이르게끔 호흡근을 단련한다. 가벼운 점프나 제자리 뛰기 체조, 가슴 펴기 운동, 견갑골 운동 등을 추천한다.

페트병 호흡법이라는 호흡법이 있는데 이름 그대로 페트병을 사용하여 호흡근을 단련하는 방법이다. 먼저 500밀리리터 빈 페트병 바닥에 1.5밀리미터 정도의 구멍을 세 개 뚫어 놓는다. 구멍이 너무 크면 효과가 떨어지니 주의한다. 이 페트병을 입에 물고 호흡하기만 하면 된다.

구멍이 세 개밖에 없어 호흡하기 힘들겠지만, 이것이야말로 호흡근이 단련되고 있다는 증거이니 꼭 시도해보기 바란다.

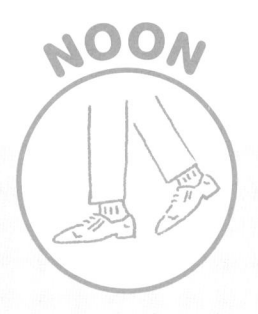

짧게라도
낮잠을 잔다

스페인의 '시에스타'를 비롯하여 유럽의 여러 나라에서는 회사 근무 시간 중에 2~3시간 휴식을 취하며 낮잠 자는 문화가 있다.

일부 기업 중에도 낮잠 문화의 효과에 주목하여 '낮잠' 시간을 두는 곳이 나오기 시작했다는데, 짧게라도 낮잠을 자면 심신이 모두 편안해져 그 후의 업무 능률이 월등히 향상된다고 한다.

원래 점심 후에는 졸리기 마련이지만, 대부분의 회사원은 수면 부족에 더하여 산소섭취량까지 부족함에도 졸음을 쫓으며 참고 일한다. 졸린 눈을 비비며 억지로 일하기보다 10분이라도 좋으니 점심시간에 짧은 낮잠으로 뇌와 신체의 상태를 회복시켜주는 것은 어떨까.

얼굴의 혈을 가볍게 자극하거나 마사지한 후에 낮잠을 자면 더욱 효과적이다.

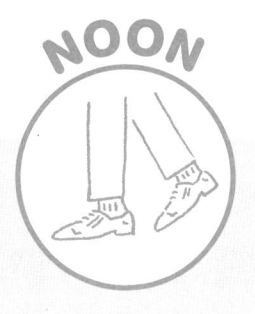

청량한 공기와
기분 좋은 풍경을
상상한다

한창 일하다가 피로감이나 산소가 부족함을 느낀다면 눈을 감고 깨끗한 공기가 있는 풍경을 떠올려본다.

남쪽 바다 산호초에 부서지는 파도, 호숫가 바람, 산기슭 폭포에서 느꼈던 신선한 공기, 숲속 오솔길을 유유자적 걸을 때의 더할 나위 없는 평온함, 어릴 적 땀을 뻘뻘 흘리며 산에 올라 정상에서 맞았던 바람.

뇌는 잊었던 추억도 반드시 기억하고 있다. 그 순간의 쾌감까지 기억한다. 뇌에도 쾌적한 체험이었기 때문이다.

당시의 기분이나 풍경을 떠올리면 뇌가 환기된다. 뇌가 쾌적함을 느끼면 자율신경의 상태가 정돈된다. 호흡 시스템도 활발하게 작동하기 시작하여 심신이 개운하고 산뜻해진다. 체내에 충분한 산소가 공급되어 신경세포가 활성화하고 코를 비롯한 오감도 안정된다.

잘 사용하지 않는 이로
의식하며 씹는다

음식을 씹을 때는 상하좌우의 이로 고르게 씹는 것이 기본이다. 그러나 실제로는 아무래도 어느 한쪽 이만 자주 사용하게 되는 경우가 많다.

한쪽 이에만 의지하면 교근, 측두근 등으로 이뤄진 저작근의 좌우 균형이 무너진다.

사람의 얼굴은 저작근을 비롯하여 많은 근육으로 이뤄져 있는데, 그 근육의 균형이 무너지면 얼굴 전체도 변형된다. 콧속 구조가 일그러지면 당연히 호흡하는 공기나 콧물의 흐름도 영향을 받는다.

음식을 먹을 때 항상 같은 쪽 이만 사용한다는 사실을 깨달았다면, 의식적으로 반대쪽 이도 사용하도록 한다. 저작근의 움직임이 뇌에 직접 전해져 뇌가 활성화하고 혈류가 개선되어 코를 포함한 전체적인 몸 상태가 좋아진다.

★ COLUMN ★

4

적절한 사무실 산소 농도

대기 중에 함유된 산소의 비율은 통상 21퍼센트라고 한다. 1퍼센트의 차이라도 생물의 신체에는 미묘한 변화를 끼친다.

많은 생물이 건강하게 살아갈 수 있는 최소한의 산소 농도는 18퍼센트이다. 그 이하이면 산소 부족으로 산소 결핍에 빠져 생명에 위협을 받는다.

도심의 사무실 내 공기 환경이 그렇게 나빠질 일은 없겠지만, 창을 닫아놓은 사무실에서는 산소 농도가 20퍼센트를 밑돌 때가 많다.

마라톤 선수는 심폐 기능을 높여 지구력을 강화하기 위해 대개 고도 1,600~2,000미터의 고지대에서 트레이닝을 한다. 고도에 따라 대기 중 산소 농도가 바뀌지는 않지만, 공기 자체가 희박해져서 산소량이 저하하기 때문에 심폐지구력 향상에 도움이 되는 것이다.

★ 코가 좋아지는 작은 습관 저녁 편 ★

귀가 후
자기 전까지 할 일 11

회사나 학교에서 일과를 마치고 집에 돌아와 잠자리에 들기 전까지도 코 건강을 위해 유념해야 할 일이 있다.

현대사회의 필수품이 된 컴퓨터와 스마트폰은 편리하지만, 상상 이상으로 몸에 부담을 준다. 그런 것들이 저절로 스트레스가 되어 우리 몸을 좀먹는다.

이번에는 하루의 피로와 스트레스를 해소하고 심신의 상태를 안정시키기 위해 저녁에 해야 할 작은 습관을 네 가지 목적에 맞춰 정리했다.

첫째, **활동 상태에서 휴식 상태로 모드를 전환한다.** 아침부터 긴장한 신경을 풀고 스트레스를 해소한다. 집에 돌아와서 진정한 휴식을 누리는 것이다.

둘째, **낮 동안 얼굴과 신체, 옷에 묻은 꽃가루와 먼지, 잡균, 바이러스 등을 집 안에 들이지 않도록 한다.** 바깥에 떠도는 이물질은 가능한 한 집에 들이지 않는다.

셋째, **느긋하게 몸을 데워 혈액과 림프의 순환을 좋게 한다.** 매일 아침 샤워하는 습관이 있더라도 밤에는 따뜻한 욕조에 몸을 담그자.

넷째, **심신을 치유하고 푹 잔다.** 숙면은 하루를 확실하게 마무리해준다. 잠의 질을 높여 몸을 돌보는 것도 중요하다.

하루의 마무리는 시작 이상으로 중요하다. 다음 날이 더 나은 날이 될 수 있도록 하나씩 좋은 습관을 익혀 가자.

산소가 부족하지 않도록
바깥 공기를
듬뿍 마신다

기분 전환을 위한 가장 손쉽고 효과적인 방법은 산책이다. 일하는 중에는 아무래도 운동이 부족하고 산소가 결핍되어 있다. 그런 만큼 일이 끝나면 몸을 움직여 신선한 산소를 듬뿍 섭취해야 한다. 그렇게만 해도 기분이 전환되어 심신이 편안해지고 피로가 가신다.

일이 일찍 끝난 날에는 조금 멀리 돌아 공원을 산책하거나 차에 타지 말고 집까지 슬슬 걸어가 보자.

직장의 회식이나 접대 등으로 술을 마신 밤에는 특히 산소가 필요하다. 알코올을 분해하기 위해 간이 대량의 산소를 소비하기 때문이다. 뇌에 산소가 충분히 공급되지 않으면 코 상태도 나빠진다. 택시로 귀가할 때도 집 바로 앞에서 내리지 말고 조금 떨어진 곳에 내려 10분이라도 걷는다.

집에 도착하면 현관문을 열기 전에 수차례 심호흡을 한다. 귀가 후의 시간을 편안하게 보내려면 코 호흡을 정돈할 필요가 있다. 호흡이 차분해지면 혈압도 안정되어 집에 들어온 즉시 휴식 상태로 전환할 수 있다.

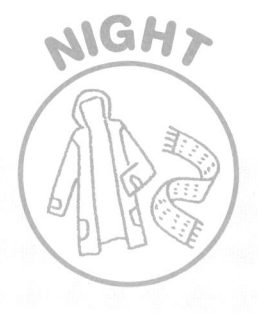

NIGHT

집에 들어서기 전에
옷에 묻은 먼지와 꽃가루를
털어낸다

바깥에는 꽃가루와 먼지, 감기 바이러스 등 코 건강을 해치는 원인 물질이 넘쳐난다.

외출했다가 들어왔을 때 옷에는 온갖 오염물질이 들러붙어 있는데, 이 오염물질이 그대로 집 안에 들어오면 집 안은 알레르겐(알레르기 반응을 일으키는 항원) 세상이 된다. 만약 침입을 막을 수 있다면 현관 앞에서 막아야 한다. 집에 들어오기 전에 코트나 재킷 같은 외투를 팡팡 두들기기만 해도 오염물질을 상당히 털어낼 수 있다.

현관에 꽃가루 제거용 의류 솔을 두는 것도 좋은 방법이다. 꽃가루나 먼지는 머리카락에도 들러붙기 때문에 머리빗도 함께 두면 효과적이다.

그렇게 해도 오염물질을 완벽하게 털어낼 수는 없다. 외투는 현관에서 벗은 다음 들어오고, 다른 옷도 그대로 세탁 바구니에 집어넣고 실내복으로 갈아입는 습관을 들이자.

NIGHT

집에 들어온 즉시
손 씻기와 세안,
양치를 한다

집에 들어온 즉시 손 씻기와 세안, 양치를 한다. 어떤 일이 있어도 이것만큼은 꼭 지키는 것이 좋다. 손에도 얼굴에도 목에도 먼지와 꽃가루, 잡균, 바이러스 등이 묻어 있기 때문이다.

가장 좋은 방법은 귀가 후 바로 샤워하여 몸을 깨끗하게 하는 것이다.

자기 직전에 몸을 씻는 게 습관인 분도 많겠지만, 여름에는 종일 많은 땀을 흘리는 만큼 그대로 두면 피부에 염증이 생기기 쉽다. 그런 날은 조금이라도 빨리 땀을 씻어내는 게 좋다.

한편, 배가 고플 때 목욕을 하면 에너지가 많이 소모되어 장기에 부담이 간다. 특히 목이 마를 때 목욕하는 것은 위험하다.

그래서 목욕을 먼저 할지 식사를 먼저 할지는 그때그때 몸 상태를 살펴가며 정하는 것이 좋다.

코 상태가 좋지 않을 때는
스팀 타월로
얼굴만이라도 따뜻하게 한다

초봄에는 귀가 후에도 계속 코가 막혀 괴로울 때가 있다. 외부에서 흡입한 꽃가루와 먼지, 이물질 등이 콧속에 들러붙어 염증을 일으키기 때문이다.

가볍게 코를 헹군 다음, 스팀 타월로 얼굴을 따뜻하게 해주면 혈류가 좋아져 염증이 가라앉는다.

겨울밤에는 추운 외부에서 따뜻한 집 안에 들어오자마자 재채기가 나오거나 코가 간질거릴 수 있다. 이것은 자율신경이 기온 차에 민감하게 반응하기 때문인데, 이럴 때도 스팀 타월이 효과적이다.

이와 반대로, 더운 여름에 코 상태가 좋지 않을 때는 차가운 타월을 얼굴에 대고 코 주변을 차갑게 하는 게 좋다. 코 혈관이 꽉 죄어 코 막힘이 사라진다.

코의 점막은 매우 민감하다. 체온에 가까운 온도로 일정하게 유지되는 환경이 이상적이므로, 추운 날은 따뜻하게 더운 날은 차게 하는 것이 원칙이다.

○

뜨거운 욕조에서
땀을 흠뻑 흘린다

취침 전에 입욕할 때는 미지근한 욕조에 천천히 몸을 담그는 게 좋지만, 건강하다면 뜨거운 물도 괜찮다. 설령 몸만 적셨다 나오더라도 스스로 몸이 따뜻해졌다고 느낀다면 충분하다.

특히 감기에 걸려 코가 간질거릴 때는 뜨거운 물이 좋다.

감기에 걸렸을 때는 목욕을 권하지 않는 분도 있지만, 나는 환자에게 45도 전후의 욕조에 잠깐 몸을 담가 땀을 흠뻑 흘리라고 살짝 귀띔한다. 땀을 흠뻑 흘린 후 푹 자고 나면 다음 날 씻은 듯이 낫는 경우가 많기 때문이다.

갑자기 뜨거운 욕조에 몸을 담그면 몸에 큰 부담이 갈 수 있기 때문에 발끝부터 조금씩 욕조에 담그도록 한다.

심장 관련 질환이 있는 사람이나 어린아이는 뜨거운 탕을 권하지 않으니 주의한다.

욕조 안에서의
간단한 체조로
혈관을 강화한다

욕조에 몸을 담그고 간단한 체조를 하면 혈관을 강화할 수 있다.

특히 발목 운동을 추천한다. 욕조 안에 앉은 채로 발목을 수차례 올렸다 내리기만 해도 수압이 가해져 의외로 좋은 운동이 되어 혈류가 원활해진다.

욕조에 몸을 담그고 얼굴과 몸을 마사지하는 것도 효과적이다.

코 주위의 영향혈, 천영향혈, 수구혈을 자극한다.

눈과 코 사이 움푹 들어간 자리인 정명혈, 좌우 눈썹 사이 인당혈, 보통 이마 정중앙의 앞 머리카락이 시작되는 부위에 있는 상성혈은 모두 막힌 코를 뚫어주는 중요한 혈이다. 코 바로 위쪽에 나란히 있는 이 혈을 아래부터 차례로 지압한다.

쇄골 주변과 겨드랑이 밑 등 평소에 별로 손을 대지 않는 부위도 목욕 중에 마사지해준다.

복부 마사지도 좋다. 배꼽을 중심으로 시계 방향으로 열 곳 정도를 차례로 눌러준다. 좌에서 우로, 우에서 좌로, 배 속 장기를 움직인다는 기분으로 물결치듯이 문지르거나 비비거나 손끝으로 자극해준다.

NIGHT

목욕 후
가벼운 스트레칭으로
근육을 이완한다

근육은 아무것도 하지 않고 있으면 수축하여 굳는 습성이 있다. 뇌졸중 등으로 오래 병상에 누워 있게 됐을 때 손발에 구축(반복되지 않는 자극으로 근육이 계속해서 오그라든 상태)이 오는 이유도 그 때문이다.

종일 사무실에서 같은 자세로 일할 때가 많은 사람은 의식적으로 근육을 늘리는 습관을 들이는 것이 좋다.

목욕을 마치고 아직 몸이 따뜻할 때 스트레칭을 하면, 근육에 부담을 주지 않고 늘릴 수 있다.

근육은 아니지만, 등뼈 옆과 견갑골 주변도 손닿는 범위 내에서 어디든 계속해서 두드려주면 좋다. 이 주변에는 꽃가루 알레르기나 비염에 잘 듣는 매우 중요한 혈이 있다.

손에 닿지 않는다면 마사지 도구 등을 사용하여 가볍게 두드린다. 꼼꼼히 하지 않아도 괜찮으니 일단 시도해보자.

자기 전에
꿀을 넣은 음료를
마신다

건강한 신체를 유지하려면 무엇보다 충분한 수면이 필요하다.

하지만 코가 막히면 아무리 잘 자려고 해도 쉽게 잠을 이룰 수 없다. 숙면하지 못하면 피로가 가시지 않아 자율신경의 균형이 무너지고 코 상태가 악화하는 악순환에 빠지는 경우가 적지 않다.

취침 전에는 따뜻한 우유를 마셔보자. 몸이 따뜻해져 혈류가 좋아지고 자율신경이 안정된다. 코가 막혔을 때는 꿀을 넣은 허브차나 유자차, 생강차, 레모네이드 등도 추천한다.

꿀은 비타민과 미네랄 등의 영양분을 충분히 함유하고 있지만, 고형물이 아니어서 위에 부담을 주지 않고 장 내 유익균을 늘려준다. 또 목의 건조를 방지하고 기침을 진정시키는 효과도 있다. 따뜻한 음료에 한 숟가락 정도 넣어 마시면 숙면 효과도 기대할 수 있다.

취침 전 음주는 적정량이면 혈류가 좋아지고, 특히 냉증이 있는 사람은 몸이 따뜻해져 잠들기 쉬워진다. 하지만 과음하면 한밤중에 눈이 떠지거나 하여 역효과가 난다.

부교감신경을
자극하는
음악과 향을 즐긴다

잠자리에 들기 전 컴퓨터나 스마트폰을 만져서는 안 된다. 화면에서 뿜어져 나오는 양이온이 몸에 나쁜 영향을 끼칠뿐더러 뇌가 자극받아 교감신경이 활발해지면서 잠들기가 힘들어진다.

숙면하고 싶다면, 취침 전에는 아날로그한 시간을 보낸다. 이를테면, 좋아하는 음악을 들으면서 느긋하게 잡지를 뒤적이는 것이다.

음악 장르로는 클래식이나 재즈를 추천한다. 이유를 막론하고 여유롭고 편안해진다. 저절로 부교감신경이 활발해져 숙면할 준비를 갖추게 된다.

최근에는 향을 이용한 릴랙스 효과도 주목받고 있다. 그러나 향의 취향에는 개인차가 있어 주의가 필요하다. 거북한 향이나 특수 향을 뿌리면, 오히려 자율신경이 흥분하여 잠을 이루지 못하는 경우도 있다. 평소 향수나 아로마 향에 익숙하지 않은 사람은 향이 나는 자체만으로 거슬려 잠을 이루지 못하는 일도 있다.

젊은 여성에게 인기 있는 아로마 캔들은 실내에 재가 떠돌 수 있으니 알레르기 체질인 사람은 특히 주의가 필요하다.

똑바로 누워 자는
습관을 들인다

취침 자세에는 대략 똑바로 누워 자기, 옆으로 누워 자기, 엎드려 자기, 이 세 가지가 있다.

취침 자세에 관한 정확한 통계는 없지만, 많은 환자를 문진한 경험에서 본다면 옆으로 누워 자는 자세가 가장 많지 않을까.

하지만 충분한 휴식을 취하려면 옆으로 눕거나 엎드린 자세는 별로 좋지 않다. 건강하다면 똑바로 누워 잘 것이다. 옆으로 눕거나 엎드리면 내장이 좌우 어느 한쪽으로 쏠린다. 척추가 틀어져 내장이 안정되지 않을 가능성도 있다.

그런 사람이 옆으로 누워 자면 척추에 더 큰 부담이 간다. 골격의 균형이 점점 틀어지고 내장의 위치도 한쪽으로 쏠린다. 매일 밤, 잠을 자는 자세는 그야말로 건강의 척도라고 할 수 있다.

가능한 한 똑바로 누워 자는 습관을 들인다. 가장 간단한 방법은 낮은 베개를 사용하는 것이다. 베개가 너무 높으면 아무래도 옆으로 눕게 된다.

식사를 마치자마자 바로 배가 부른 상태로 자는 것도 좋지 않다. 배가 부르면 무거운 복부를 지탱하기 힘들어 어느샌가 옆으로 눕게 된다.

NIGHT

입 마스크나
입 벌림 방지 밴드로
바이러스를 차단한다

겨울 아침에 눈을 떴을 때 목이 바싹바싹 마르며 입속이 건조하고 불쾌한 냄새가 났던 적은 없는가.

낮 동안에 입 호흡이 습관이 된 사람은 자는 동안에도 줄곧 입 호흡을 했을 가능성이 높다.

코의 필터가 장시간 기능하지 않아 위험한 세균류나 바이러스까지 아무런 제재 없이 기관까지 침입한 상태이므로 하루빨리 개선해야 한다.

하지만 목을 보호하려고 마스크를 쓰는 것은 좋지 않다. 마스크를 착용하면 호흡이 힘들어지면서 취침 중 산소섭취량이 줄어들어 낮 동안의 피로를 없애는 것은 고사하고 몸속 기관과 장기가 산소 부족 상태에 빠진다.

마스크를 한다면 입 마스크를 추천한다. 입 호흡으로는 숨쉬기가 힘들어 저절로 코 호흡을 하게 된다. 완벽하지는 않아도 위험한 세균류나 바이러스를 상당히 차단할 수 있다.

이와 마찬가지로, 취침 중에 입이 벌어지지 않게 함으로써 입 호흡 자체를 봉쇄하여 세균류나 바이러스를 차단하는 것이 입 벌림 방지 밴드다. 생각만 해도 갑갑하다고 느끼는 분도 있겠지만, 실제로 사용해보면 별로 불편하지 않다. 2주 정도 계속하면 코 호흡이 습관이 되어 오랜 세월의 고통에서 해방될 것이다.

감기에 걸리면 코가 막혀 잠을 이루지 못할 때가 많다. 그렇다고 대충 입 호흡을 해버리면 목까지 염증이 생겨 더 힘들어진다.

취침 전에 스팀 타월로 얼굴을 따뜻하게 하거나, 코 주위의 혈을 눌러주거나 코를 전체적으로 주물러준다.

민트향의 오일이나 크림을 목과 가슴에 바르고 누우면, 호흡할 때마다 콧속이 자극되어 코 막힘이 개선된다.

지나치게 뜨거운 온도는
코점막을 손상시킨다

땀을 흠뻑 흘려 몸을 개운하게 하는 사우나라고 하면, 핀란드식 고온 사우나를 떠올린다. 최근에는 큰 천이나 부채로 부채질하여 증기의 열파를 쐬는 '로일리(loyly)' 사우나가 특히 인기다.

하지만 이 핀란드식 사우나의 온도는 100도 가까이에 이르고, 발한을 촉진하기 위해 습도는 20퍼센트 이하로 유지된다. 이런 환경에서 평소처럼 숨을 쉬면 분명 코점막이 상한다.

이 상태로 바깥에 나가면 코의 필터가 작동하지 않아 감기에 걸리기도 쉽다.

고온 사우나에 들어갈 때는 반드시 젖은 타월 등으로 코를 막는다. 점막에 화상을 입었다면 글리세린이나 멘소래담같이 유분이 많은 연고나 크림을 발라주는 것도 좋다.

코 건강을 지키는
생활 환경 9

코 건강을 지키고 코 질환을 예방하려면 가정의 공기 환경이 매우 중요하다. 집먼지진드기부터 카펫 구석에 숨은 세균, 화병에 꽂은 꽃, 애완동물의 털이나 분비물 그리고 새 건축 자재에 함유된 화학물질에 이르기까지 모든 것이 알레르겐이다.

에어컨은 필수 가전이지만 장마철이면 이 에어컨에서 냉기와 함께 대량의 곰팡이가 품어져 나오기도 한다. 겨울에는 건조한 열풍이 코와 목의 점막을 직접 공격한다.

집에서 보내는 시간은 만원 대중교통이나 직장 생활 등으로 하루 종일 혹사당한 자율신경이 비로소 회복되는 시간이다. 문자 그대로 '한숨' 쉬고 몸 상태를 정돈해야 한다.

집이나 방의 환경을 정비하는 것은 자신의 몫이다. 그런 중에 코 보살핌은 소홀하기 쉬운 부분이기도 하다. 그러나 코 상태에 가장 큰 영향을 끼치는 것이 주거 환경임을 잊지 말고 이번 기회에 한 번 더 집을 점검하자.

해마다 알레르기성 비염 같은 증상이 늘고 있는 배경에는 그런 미비한 환경 탓도 있지 않을까. 이 책에 소개하는 방법은 **이미 여러분이 실천하고 있는 것도 많을 거라 생각하지만, 아직 실천하지 않는 것들이 있다면 조금씩이라도 실천에 옮겨보도록 하자.**

세균의 온상인
카펫은
가능한 한 깔지 않는다

○

꼼꼼하게 청소하고 실내에 먼지와 쓰레기가 쌓이지 않게 하는 것은 건강을 지키기 위한 기본 중의 기본이다.

바닥에는 카펫을 깔지 않고 마룻바닥 그대로 둔다. 카펫은 아무리 청소기를 돌려도 섬유 사이에 집먼지진드기가 쌓여 세균의 온상이 되기 쉽다.

바닥은 있는 그대로 두는 게 가장 좋다. 청결한 상태를 유지하기 위해 자주 먼지를 제거하고 스팀을 활용하여 청소하는 것만큼 중요한 것은 없다.

HOUSE

집 안 가득한
화학물질을
최대한 제거한다

새 건축 자재나 가구에 함유된 화학물질이 가득한 실내에서 생활할 때, 건강에 다양한 해를 끼치는 것이 '새집증후군(Sick house syndrome)'이다.

새집증후군이 사회 문제가 되었던 20년 전과 비교하여 최근에는 위험도가 높은 물질은 사용하지 않지만, 신축 주택이나 아파트에 입주하고 나서 없던 두통이 생기거나 눈이 따끔거리는 경우가 있다.

물론 코 건강에도 악영향을 미쳐 심한 경우 기관지 천식으로 이어지기도 한다.

나도 한번은 막 리모델링을 마친 호텔에 머문 적이 있는데, 코가 막혀 도저히 잠을 이루지 못해 결국 방을 바꾼 적이 있다.

집을 새로 짓는다면 설계업자나 시공업자와 사용하는 자재의 속성까지 잘 상의해야 한다. 아파트를 살 때도 직접 거주했던 사람들의 후기 등을 살펴보며 선택하는 것이 좋다. 콘크리트로 마감한 건물은 세련되어 인기가 많지만, 벽이 노후하면 시멘트 가루가 실내를 떠돌기도 하므로 각별한 주의가 필요하다.

HOUSE

공기청정기와
가습기로
실내 공기를 관리한다

환기가 잘되지 않는 주택의 창을 닫아두면 실내 산소 농도는 점점 떨어질 수밖에 없다.

원래는 1~2시간마다 창을 열어 신선한 바깥 공기를 들여야 하지만, 도심의 아파트는 창을 열어도 배기가스가 섞인 오염된 공기만 들어올 뿐이라 오히려 역효과다.

그래서 지금 도시 생활의 필수품으로 떠오른 것이 공기청정기이다. 건조한 겨울철에 코와 목, 피부를 지키려면 가습기, 여름 장마철에 실내에 곰팡이가 생기지 않게 하려면 제습기도 필요하다.

또 한 가지 음이온 공기청정기도 추천한다. 전자제품이 방출하는 양이온을 중화해준다. 나의 사무실에도 큰 관엽식물 화분이 있는데 음이온 공기청정기를 설치하자마자 생생해져 분갈이로 지금은 4개까지 늘었다.

이런 공기청정기와 가습기도 내부가 오염되었다면 역효과이니 수시로 청소하여 청결한 상태를 유지한다.

숲이나 관엽식물 같은
천연 공기청정기를
활용한다

식물은 이산화탄소를 이용하여 광합성을 하고 산소를 만들어내며 음이온을 방출한다. 주위에 초록 식물이 많은 환경일수록 공기가 깨끗한 것은 그 덕분이다.

실내 환경도 예외가 아니다.

NASA 연구에 따르면, 일부 식물은 산소를 발생할 뿐 아니라 폼알데하이드, 톨루엔, 클로로포름, 벤젠 등 새집증후군의 원인인 화학물질을 잘 흡수한다고 한다.

식물의 초록색은 눈은 물론 코도 편안하게 해준다. 천연 공기청정기로서 실내에 관엽식물을 두는 건 어떨까. 스파티필룸, 산세비에리아, 드라세나, 스킨답서스 등을 추천한다.

숯도 천연 공기청정기로 강력히 추천한다. 냉장고에 넣는 제품도 본 적이 있는데, 숯은 냄새를 제거할 뿐 아니라 공기까지 깨끗하게 해주니 적극적으로 활용하도록 하자.

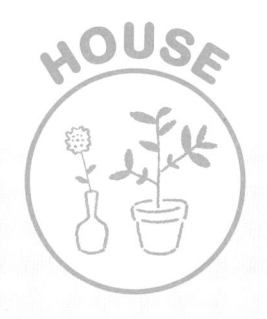

자율신경을 이완시키는 꽃으로 실내를 장식한다

현관이나 거실을 꽃으로 장식하는 것은 좋은 습관이다. 예쁜 꽃을 바라보면서 향기로운 향을 맡으면 복잡한 머리도 어느샌가 비워진다.

실내를 꽃으로 장식할 때는 먼저 향을 맡아보고 느낌이 좋은 꽃을 고른다. 향이 너무 강하거나 특이한 꽃은 주의가 필요하다.

뇌가 '좋은 향'이라고 느끼면 자율신경이 이완되면서 심신이 휴식 상태에 들어가지만, '거북한 향'이라고 느끼면 자율신경이 긴장한다. 뇌가 그 향을 이물로 인식하여 위험신호가 켜지면서 긴장 상태에 돌입한다. 그 결과 코점막이 붓고 콧물이 나오거나 코가 막힐 수 있다.

너무 자주 백합처럼 꽃가루가 많은 꽃으로 실내를 장식하는 것도 코에 좋지 않다. 꽃가루가 실내에 떠돌아 옷에 묻을뿐더러 그곳에서 생활하면 당연히 코점막에도 붙기 때문에 주의해야 한다.

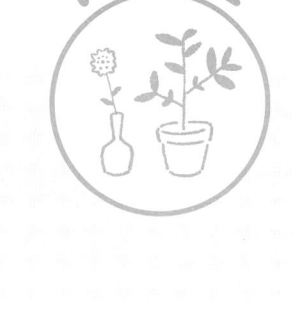

반려동물을 키운다면
더 꼼꼼히
생활 환경을 관리해야 한다

반려동물을 키우는 가정이 급격히 늘고 있지만, 코 질환이 자주 생기는 사람에게 반려동물은 위험 요소이다.

알다시피 고양이의 털과 비듬은 알레르기를 유발한다. 털이 잘 빠지지 않는 견종은 괜찮다는 사람도 있는데 배설물도 알레르기의 원인 물질이 될 수 있다. 잉꼬나 문조 같은 작은 새도 깃털이나 배설물이 실내에 흩어지므로 좋지 않다.

실내에서는 동물을 키우지 않는 게 좋지만, 꼭 키워야 한다면 실내에 공기청정기를 설치하고 반려동물이 주로 쉬거나 자는 공간, 새장이나 새 바구니를 꼼꼼히 청소한다. 청소할 때는 꼭 마스크를 착용하는 게 좋다.

자신이나 가족에게 알레르기가 있다면 반려동물을 들이기 전에 알레르기 검사를 받아 반려동물이 알레르겐인지 먼저 확인한다.

HOUSE

되도록 자연광에서 생활하고
열을 방출하는
조명은 피한다

예전의 주택은 대부분 천장에 형광등이나 백열등을 늘어뜨려 방 구석구석까지 비추었다. 하지만 천장 조명은 심신을 매우 피로하게 한다.

일단 요즘 집 조명은 너무 밝다. 서양에서는 주택 실내에 스탠드나 벽 조명 같은 간접 조명을 두는 편이다. 처음 방문하면 어둡다고 느낄 수 있지만, 익숙해지면 오히려 눈에 무리가 가지 않고 차분해져 편안해진다.

나는 환자의 몸을 살필 때는 낮이라도 천장 등을 켜지만, 집에서 책을 읽거나 서류 작업을 할 때는 밤에 스탠드 조명만 사용한다. 그것만으로 충분하다. 오히려 장시간 천장에서 강한 빛이 내리쬐면 위에서 묵직한 무언가가 누르는 듯한 괴로운 기분이 든다.

원래 사람은 자연광으로 살아가는 것이 이상적이다. 낮 동안은 되도록 창을 통해 들어오는 빛으로만 생활하고 어두워지면 필요한 최소한의 조명으로 지낸다.

꼭 조명이 필요하다면 형광등이나 백열등보다는 열을 발하지 않는 LED(발광 다이오드)가 안전하다.

○

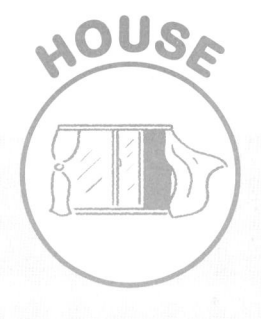

HOUSE

내부가 오염된 에어컨은
사용 전에
미리 청소한다

요즘은 냉난방을 에어컨에 의존하는 집이 많다.

에어컨은 실내 공기 환경을 도맡아 조절해주는 편리한 기기이지만, 몇 가지 문제점이 있다. 이를테면, 실외기 소리가 크다. 또한 냉방 운전을 할 때는 공기가 너무 차가워지고, 난방 운전을 할 때는 실내의 위아래에 온도 차가 생겨 습도가 낮아진다.

가장 큰 문제는 공기 중의 세균이나 곰팡이 등을 흡입하면서 에어컨 내부가 오염되는 것이다. 기기 내부에 일단 곰팡이가 생기면 방출되는 냉기와 온기에도 잡균이 들끓어 코와 목에도 좋지 않다.

에어컨을 사용한다면 최소 일 년에 한 번은 전문 업자에게 청소를 의뢰한다. 직접 세정할 수 있는 저렴한 클리닝 제품도 판매되고 있지만, 전문가에게 맡기는 것이 확실하다.

시기상으로는 장마 전후가 가장 좋다. 습도가 높아져 에어컨 사용이 빈번해지기 전에 미리 청소해두자.

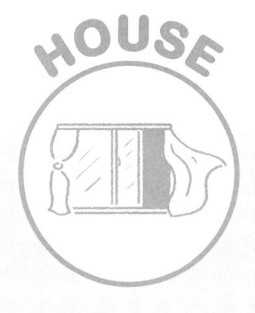

HOUSE

바람이 발생되지 않는
난방 기구를 사용한다

난방 기구는 실내에 오염된 공기와 건조한 공기를 배출한다. 이는 코 건강에 매우 위협적이다.

난방 기구를 사용한다면, 가능한 한 바람이 발생하지 않는 제품을 고른다. 낮은 곳부터 서서히 실내 전체를 따뜻하게 해주는 바닥 난방이나 패널 히터, 오일 히터 등을 추천한다.

난방을 하면 공기가 더 건조해지기 쉬우므로 각별한 주의가 필요하다. 저렴한 제품이어도 좋으니 가습기를 사용하고, 꼼꼼하게 수분을 섭취해준다. 환기도 자주 시킨다.

보온 담요 같은 난방 기구는 섬유 내부가 진드기 소굴이 될 우려가 있으니 청결하게 관리한다. 특히 담요나 매트는 잘 관리하지 않으면 세균이 붙어 있을 가능성이 높다. 몸에 나쁜 영향을 끼치지 않도록 전자제품을 지혜롭게 활용하는 편이 좋다.

알레르기 반응을
일으키기 쉬운 식물

식물 알레르기라고 하면 삼나무와 편백의 꽃가루가 바로 떠오른다. 하지만 공기 중에 떠도는 이런 꽃가루만 알레르기 반응을 일으키는 것은 아니다.

고원과 들판에서 흔하게 볼 수 있는 갈대, 오리새, 억새 같은 볏과 식물이나 돼지풀, 쑥 등의 꽃가루도 삼나무 꽃가루와 흡사한 알레르기 증상을 일으킨다. 피부에 닿으면 피부염을 일으키는 식물로는 옻, 검양옻나무 등이 있다.

정원목 중에는 느티나무, 은행, 적송 등의 꽃가루가 알레르기 유발 물질로 알려졌다. 최근에 인기가 많은 올리브나무의 꽃가루에 반응하는 사람도 있다.

딸기나 사과, 장미 꽃가루에 닿아 알레르기 증상을 일으키는 사람도 있으니 주의한다.

3장

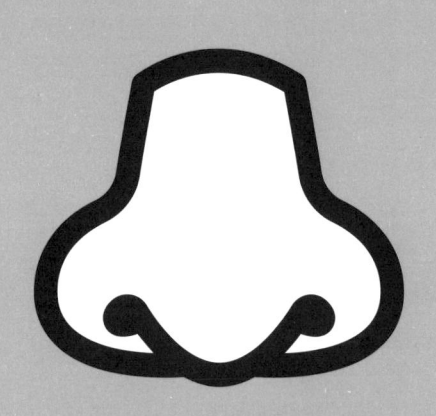

알고만 있어도 든든!
코의 구조와 역할

몸의 상태를 결정하는 코의 다양한 역할

우리 몸은 시각, 청각, 촉각, 미각, 후각을 느끼는 다섯 가지의 감각 기관을 갖추고 있다. 코는 물론 냄새를 느끼는 기관이다.

보는 감각이나 듣는 감각에 비하여 냄새 맡는 감각은 소홀히 여기기 쉽지만, 후각은 인간을 포함하여 생물이 살아가는 데 지극히 중요한 감각이다.

야생동물이라면 적이나 사냥감의 동향을 가장 먼저 파악하는 것이 후각이다. 먹이의 안전을 확인하는 것도 후각이다. 현대사회를 살아가는 인간도 가스나 연기 같은 위험한 화학물질을 냄새로 감지하여 형체도 소리도 없이 슬며시 다가오는 위험에서 생명을 지킬 수 있다.

코의 역할은 그뿐만이 아니다.

비공(코에 뚫린 두 구멍)은 기도의 입구, 즉 생물이 살아가는 데 꼭 필요한 호흡의 최전선에 있다. 비공 안쪽은 기관과 폐로 이어져 있다. 코는 감각 기관임과 동시에 호흡 기관이기도 하다.

인간의 신체는 37조 개나 되는 세포로 이루어졌다. 그 세포 하나하나는 호흡으로 흡입한 산소를 에너지원으로 살아간다. 호흡이야말로 생명 활동의 토대다.

코 상태가 나쁘면 산소섭취량이 줄어 전신의 세포가 에너지 부족 상태에 빠진다. 결과적으로 체력이 떨어지고 장기 기능이 쇠퇴하여 면역력 저하로 병에 걸리기 쉬워진다.

자율신경의 균형도 흐트러져 불면증이 생기거나, 현기증, 이명 등이 생기고 심장 박동이 빨라져 땀이 많이 나거나 손발이 차가워지고 위 상태가 나빠지기도 한다. 그 결과, 집중력과 인내력이 떨어져 업무에서 실수하거나, 성적이 떨어지거나, 인간관계에서 문제가 생길 수 있다.

코 건강은 현대인이 건강하고 쾌적한 사회생활을 하는 데에 지극히 중요하다.

몸의 필터인 코 건강이 중요한 이유

간단하게 코의 구조를 설명하겠다.

얼굴의 일부로 보이는 코 부분을 '외비(外鼻)'라고 부른다. 외비의 아랫부분은 연골, 윗부분은 뼈로 지탱되며 두개골과 이어져 있다.

코 호흡에서 공기는 먼저 코의 구멍, 즉 비공으로 흡입된다. 비공 안은 코털로 빼곡한데 이 코털은 흡입한 공기를 정화하기 위한 첫 번째 필터이다.

코는 우리가 흔히 생각하는 이상으로 중요한 기관이다. 비공은 작은 두 개의 입구이지만, 그 내부는 석회 동굴처럼 복잡한 공간이 펼쳐져 있다.

비공에서 흡입된 공기는 비강이라는 관을 빠져나와 목으로 흘러 들어간다.

비강 자체는 목에 이어진 터널 같은 것이다. 내부는 비공보다 넓고 '비중격'이라는 벽으로 좌우가 막혀 있다.

흡입된 공기에 함유된 먼지나 미생물을 제거하기 위해 비강 벽은 섬모를 가진 점막으로 덮여 있다. 코피가 나는 것은 이 점막에 모세혈관이 밀집해 있기 때문이다. 이것이 제2의 필터이다.

비강 상부 벽에는 냄새를 감지하는 '후세포'가 있는데, 이 후세포는 냄새 정보를 전기 신호로 바꾸어 뇌의 '후구'라 불리는 중추에 전달한다. 여기에서 다시 대뇌피질의 후각야 등에 전해져 정보가 처리되면서 냄새로 인식되는 것이다.

비강 주위에는 밖에서 봐서는 알 수 없는 부비강이라는 공동이 있다. 부비강은 뺨 뒤쪽, 눈 사이, 코 안쪽, 이마 뒤쪽, 합하여 좌우 4개가 있다.

비강 외벽에는 세 개의 주름이 있고, 주름과 주름 사이에 부비강으로 통하는 구멍이 열려 있다. 비강과 부비강은 그 가는 구멍을 통해 공기를 주고받는데, 이 부비강에 염증이 생긴 것이 부비강염으로 예전에는 축농증이라 불렀다.

왜 얼굴 안쪽에 부비강 같은 공간이 필요한지 의아하겠지만,

이 부비강에는 매우 중요한 역할이 있다.

비공에서 흡입한 공기를 여름이든 겨울이든 37도의 적정한 온도로 조절하고 충분한 습기를 주어 먼지, 꽃가루, 병원균 등을 제거한다. 그러기 위해 비강과 마찬가지로 부비강의 벽도 섬모인 점막으로 덮여 있다. 공기를 정화하기 위한 제3의 필터이다.

이런 필터를 통과한 공기는 다시 목의 상인두, 중인두, 하인두와 기도를 빠져나와 폐에 이른다.

왜 코에 이상이 생길까

코 질환의 대표적인 증상으로는 재채기, 콧물, 코 막힘이 있다.
이런 증상은 감기에 걸렸을 때도 잘 나타나지만, 병에 걸리지
않아도 나타날 때가 있다.

대부분 기온이나 공기 환경이 원인으로 일어나는 알레르기
반응이다.

흔히 알레르기성 비염이라 불리는 것에는 연중 언제든 나타
나는 통연성 비염과 특정 계절에 나타나는 계절성 비염이 있다.
통연성 비염의 대표적인 알레르겐은 집먼지진드기, 애완동물의
털 등이다. 계절성 비염의 대표적인 알레르겐은 꽃가루와 황사
이다.

○

그 외에 온도차 알레르기 증상의 하나로 코 이상이 나타나기도 한다. 온도차 알레르기는 낮과 밤의 기온 차가 격심하거나 갑자기 기온이 뚝 떨어졌을 때 자율신경의 작용이 흐트러지면서 생긴다. 재채기, 콧물, 코 막힘 외에 두통, 기침, 식욕부진 등의 증상이 나타나며 감기와 비슷하지만 열은 없다.

한여름 낮에 더운 외부에서 냉방이 된 실내에 들어왔을 때나 한겨울 따뜻한 방에서 밖으로 나갔을 때도 일어난다. 뜨거운 라면을 먹으려 할 때 콧물이 주르륵 흐르는 사람도 있다.

모두 우리 몸의 자연스러운 반응으로, 갑자기 비강에 들어온 냉기를 따뜻하게 데우거나, 뜨거운 공기의 열을 식히려는 것이다. 하지만 자율신경이 흐트러져 있으면 콧물의 양을 조절할 수 없게 된다.

재채기의 원인과 메커니즘

재채기는 호흡과 연관된 근육의 경련이다.

추울 때 나오는 재채기는 체온을 올리기 위해 일어나는 생리현상이다. 비강 내에 들어온 공기가 차가울 때, 비강 내 지각신경이 급격히 신체를 떨게 하여 뇌에 체온을 올리도록 요구하는 것이다.

꽃가루나 집먼지진드기, 바이러스 등이 들어왔을 때는 그런 이물질을 체외로 배출하려고 재채기를 한다. 모두 몸을 보호하기 위한 자연스러운 반응이니 걱정할 필요는 없다.

알레르기성 비염으로 재채기가 멎지 않을 때는 항히스타민계 약을 먹거나 뿌리면 어느 정도 억제할 수 있다.

○

재채기가 계속 멎지 않는다면 자율신경이 흐트러졌을 가능성이 있다.

심한 재채기는 상반신 전체의 근육을 격하게 움직이므로, 늑골이 꺾이거나 허리를 삐는 원인이 되기도 한다. 평소 허리가 좋지 않은 사람은 재채기가 나올 때 벽이나 테이블에 손을 대는 식으로 몸을 단단하게 지지하도록 한다.

콧물의 원인과 메커니즘

콧물은 비강 내에서 분비된 점액이나 혈관에서 배어 나온 액, 눈물 등이 섞인 액체로 '비루(鼻漏)'라고도 불린다.

코나 기도의 점막을 좋은 상태로 유지하기 위해 콧물은 항상 분비된다. 그 양은 건강한 사람이라면 하루 1리터에서 1.5리터에 이르는데, 대부분 섬모에 의해 목 안쪽으로 보내져 무의식중에 넘기게 된다.

일시적인 콧물은 생리적인 반응이기에 걱정할 필요가 없다. 그러나 최근에는 자율신경의 이상으로 알레르겐이나 온도 변화 등에 과민하게 반응하여 콧물이 멎지 않는 사람이 늘고 있다.

비염 등으로 비강 내 점막이 부었을 때도 콧물을 제대로 넘기지 못해 콧물을 너무 많이 흘리거나 코 안쪽에 쌓이거나 한다.

콧물에는 물처럼 투명하고 줄줄 흐르는 수양성 콧물과 끈적끈적한 황색 농성 콧물이 있다.

알레르기 반응으로 나오는 콧물은 수양성으로 줄줄 흐른다. 보통은 투명하나 코피 등으로 출혈이 있을 때는 갈색이다.

한편 비염이 생겼을 때 나오는 콧물은 농성으로 끈적이기 때문에 콧속에 쌓이기 쉬워 호흡하기 힘들어진다. 끈적한 황색 콧물에는 세균이나 바이러스가 체내에 침입했을 때 몸을 보호하기 위해 싸우고 사멸한 백혈구나 면역세포 사핵이 함유되어 있다. 말하자면, 면역 시스템이 제대로 기능한다는 증거이니 별로 걱정할 필요는 없다.

그러나 억지로 코를 풀려고 하면 염증이 점점 악화된다. 세균이나 바이러스가 오히려 콧속에 갇혀 부비강염이나 귓병을 일으키기도 하지만, 코를 풀지 않고 콧물을 넘기는 것도 위험하다.

코가 막혔을 때는 한쪽씩 살살 푸는 것이 기본이다.

코 막힘의 원인과 메커니즘

감기나 알레르기성 비염으로 코점막이 부으면 비강 내 공간이 좁아진다. 게다가 콧물이 끈적끈적한 점액이 되어 코안에 쌓이거나 코가 막힌다.

코가 막히면 아무래도 입 호흡을 하기 쉬워 꽃가루나 병원균 같은 이물질이 목이나 폐까지 들어가 버린다. 이관(귀와 코 인두를 연결하는 길이 약 3.5센티미터의 관)의 점막이 염증을 일으켜 좁아지면서 귀가 들리지 않게 되는 일도 있다.

그 외에 비강 내 용종이나 종양이 생겼을 경우도 염두에 둬야 한다. 한쪽 코만 자주 막힌다면 비강을 좌우로 나누는 비중격이 굽어 있을 수도 있고, 어린아이라면 아데노이드(편도선 비대)도 생각할 수 있다.

코 막힘을 대수롭지 않게 여기고 참기만 해서는 위험하다. 코 막힘이 계속되면 이비인후과 검사를 받아본다.

코 막힘 증상을 일시적으로 완화하려면 스팀 타월로 코를 따뜻하게 하거나 소금물로 헹구면 효과가 있다.

코골이는 왜 멈추지 않을까

코 질환과 관련한 고민 중 아주 흔한 것이 코골이다.

코골이는 수면 중에 혀와 목 근육이 느슨해져 상기도(기도에서, 기관지·후두·인두·코안이 있는 부위)가 좁아지면서 일어난다. 호흡할 때마다 공기 저항이 생겨 점막이 흔들리고 진동음이 발생하는 것이다.

음주, 피로, 감기, 비만 등 다양한 원인이 있지만, 취침 자세도 큰 영향을 끼친다. 위를 향해 자면 혀의 뿌리 부분과 위턱의 연구개라 불리는 부위가 중력의 영향으로 떨어지기 때문에 아무래도 상기도가 좁아지기 쉽다.

입 호흡도 혀의 위치가 내려가기 쉬워 코골이의 원인이 된다.

○

침실 내 건조한 공기도 좋지 않다.

또한 중국 의학에서는 위의 작용이 약해지면 복식호흡이 어려워지기 때문에 코골이를 한다고 보았다.

코골이는 수면의 질을 악화시키는 최대 원인이다. 코골이가 심한 사람은 베개를 조금 높여 옆으로 누워 자거나, 음주를 삼간다. 침실의 공기 환경도 재점검하여 개선해가자.

만성적인 코골이의 배경에는 심각한 병이 숨겨져 있을 때도 있다.

대표적인 질환이 수면무호흡증후군(SAS)으로, 수면 중에 호흡이 몇 차례나 멎는 병이다. 무호흡이란 10초 이상 호흡이 멎은 상태이다. 수면무호흡증후군이 있으면 하룻밤에 30회 이상 혹은 1시간에 5회 이상 무호흡이 일어난다.

무호흡이 있으면 잠이 얕아질 뿐 아니라 체내 산소도 부족해져 때론 심질환, 고혈압, 뇌졸중 등의 위험한 합병증도 일으킨다.

그 외에 비중격만곡증, 비점막 염증, 비용종, 편도비대 등이 원인일 가능성도 있으므로 증상이 길어지면 전문의와 상담한다.

코피의 원인과 메커니즘

코피는 10세까지의 아동과 60세 이상의 고령자에게 자주 발생한다. 그중 약 90퍼센트는 외부 자극에 의한 것이다.

비강 내는 피부와 점막 사이에 모세혈관이 밀집해 있어 작은 자극이나 마찰에도 바로 출혈한다. 알레르기성 비염 등으로 코 점막에 염증이 생겼을 때도 쉽게 출혈이 일어난다.

단, 어른의 코피 중에는 위험한 것도 있다. 고혈압이나 동맥경화가 원인으로 모세혈관이 약해지면 출혈이 일어나기도 하며, 뇌혈전 등의 치료로 혈액순환제를 복용할 때도 코피가 나기 쉽다. 코피의 양이 많거나 30분 이상 지속하는 빈도가 잦을 때는 반드시 전문의의 진찰을 받도록 하자.

○

알레르기성 비염 · 꽃가루 알레르기의 원인과 메커니즘

비염에는 바이러스나 세균 같은 병원체 감염에 의한 감염성 비염과 집먼지진드기, 진드기, 꽃가루 등의 알레르겐을 흡입함으로써 일어나는 알레르기성 비염이 있다.

알레르기성 비염의 전형적인 증상은 계속 반복되는 재채기와 줄줄 흐르는 콧물, 코 막힘 등이다. 이런 증상은 코점막 세포에서 히스타민 등의 화학전달물질이 방출되어 혈관을 자극함으로써 일어난다.

본래는 신체를 보호하기 위한 반응이지만, 어떤 원인으로 과잉반응을 일으킨 것이다.

알레르기성 비염이 나타나기 쉬운 계절은 가을에서 겨울, 겨울에서 봄에 걸친 환절기와 장마 시기다. 아무래도 이때는 몸이 차가워지기 쉽고 면역력이나 자연 치유력이 저하하기 쉽기 때문이다.

꽃가루 알레르기는 대표적인 알레르기성 비염의 한 종류다. 어느 날 갑자기 증상이 나타나는 경우가 많은 만큼 평소 괜찮았던 사람도 안심할 수 없다.

중국 의학에서는 고대부터 신체의 면역력이나 자연 치유력이 저하되면 꽃가루가 방아쇠가 되어 감기 같은 증상을 일으킨다고 했다.

항히스타민제나 한방약을 복용하여 어느 정도 증상을 경감시킬 수 있으니, 병원에서 피부 테스트나 혈액 검사를 받아본다. 검사로 알레르기의 유발 물질을 밝힐 수 있으니 일상생활에서 되도록 그런 알레르기 유발 물질을 배제하면 알레르기 위험을 줄일 수 있다.

하지만 근본적으로는 식사나 운동, 수면 등의 생활 습관을 바꿔 체질을 개선해가는 수밖에 없다.

집먼지진드기가 걱정되는 분은 다음 사항을 기억하자.

○

□ 실내를 청소할 때는 흡입한 진드기가 흩어지지 않도록 배기 순환식 청소기를 사용한다.

□ 소파, 카펫 등에 진드기가 서식하기 쉬우니 피하는 게 좋다.

□ 침대, 시트, 이불, 베개에 진드기가 들러붙지 않게 커버를 자주 바꿔준다.

□ 방의 습도는 50퍼센트, 온도는 20~25도로 유지한다.

꽃가루가 걱정되는 분은 다음 사항을 체크해보자.

□ 꽃가루 정보에 귀를 기울이고 꽃가루가 많은 시기에는 외출을 삼간다.

□ 바깥 공기가 실내에 들어오지 않도록 창과 문을 닫는다.

□ 외출 시에는 마스크나 안경을 착용한다.

□ 표면이 오돌토돌한 모직물 코트는 되도록 착용하지 않고 귀가 시에는 의복과 머리에 붙은 꽃가루를 제거한다.

□ 귀가하면 즉시 손을 씻고 양치와 세안을 하고 코도 푼다.

애완동물이 걱정되는 분은 다음 사항을 기억하자.

□ 가능하면 동물은 키우지 않는다. 밖에서 키우거나 침실에
  는 들이지 않는다.

□ 사육 환경을 청결하게 유지한다.

□ 환기를 자주 하고 청소를 꼼꼼히 한다.

부비강염의 원인과 메커니즘

감기가 나은 후에도 계속 콧물이 멎지 않거나 끈끈한 누런 콧물이 목에 걸린다면 부비강염을 의심해봐야 한다.

부비강은 비강에서 이어진 좌우 4개의 공동이다. 그 부비강의 점막이 염증을 일으킨 것이 부비강염으로, 예전에는 축농증이라 불렸다.

부비강 내에 용종이 생겨 호흡이 힘들어지는 호산구성부비강염도 늘고 있다.

일반적으로 증상이 1개월 이내에 나으면 급성부비강염, 3개월 이상 계속되면 만성부비강염이라고 할 수 있다.

부비강염을 계속 내버려두면 부비강 내부에 고름과 함께 병원균도 계속 머물러 증상이 악화된다. 후각의 이상, 두통, 기관지 천식 등도 일어나기 쉽다. 더욱 악화하면 눈과 귀에도 영향이 미쳐 수막염 등 뇌의 합병증을 일으킬 우려도 있다.

이비인후과에서 부비강염 진단을 받고도 낫는 경우가 많지만, 난치성 부비강염은 수술이 필요하다. 어린아이의 경우 중학생 정도가 된 후에 수술을 받도록 추천하지만, 그때쯤 되면 저절로 낫기도 한다.

축농증 수술이라고 하면 예전에는 무섭고 아픈 수술로 여겼지만, 현재는 당일 수술도 가능해졌다.

○

비전정염의 원인과 메커니즘

비전정은 비공 입구 근처에 코털이 자라는 부분이다. 이 부분에 염증이 생긴 것이 비전정염이다.

가벼운 염증이면 시판 연고를 바르는 정도로 낫지만, 염증이 심하면 이비인후과에서 소염제와 항생제를 처방받아야 한다.

최근 들어 코털을 손질하는 남성이 늘었다. 탈모 왁스 등을 사용하여 단번에 뽑는 사람도 있는데, 이것은 매우 위험하다. 모공으로 잡균이 들어와 염증이 생기기 쉽다.

코털이 거슬릴 때는 반드시 전용 가위를 사용하여 자르도록 하자.

코가 건강해야 몸도 건강해집니다. 우리 몸의 근본인 코 건강에 유의하기 바랍니다.

종종 저에게 병원에서 완치할 수 없다는 판정을 받은 분들이 찾아옵니다. 특히 후각은 한 번 잃으면 돌이킬 수 없다는 게 상식인데, 의사에게 그런 평범한 일상을 포기해야 한다는 말을 듣고 망연자실하여 저를 찾아오지요. 그런 분들에게 건강한 생활에 필요한 생활 습관과 개개인에 맞춘 건강 수칙을 제공하면 금세 건강을 되찾고 미소와 함께 제 곁을 떠납니다.

이제껏 포기했던 것을 되찾고 환한 미소를 짓는 사람을 보는 것만큼 기쁜 일은 없습니다. 단, 그 웃음을 되찾게 한 일등공신은 다름 아닌 그 자신입니다. 저는 단지 조력자에 지나지 않습니다.

건강을 위해 매일 포기하지 않고 꾸준히 실천해나감으로써 몸도 그에 상응한 보답을 한 것입니다. 이것이야말로 이 책의 주제인 '언제 어디서든'의 정신입니다. 임시방편이 아니라 뿌리부터 탄탄해서 절대 흔들리지 않는 건강한 몸의 틀을 만드는 습관을 들여야 합니다.

시인 아이다 미츠오의 시 중에 이런 구절이 있습니다.

꽃을 받쳐주는 가지
가지를 받쳐주는 줄기
줄기를 받쳐주는 뿌리
뿌리는 보이지 않지

꽃과 가지를 받쳐주는 뿌리, 그 뿌리는 항상 땅속에 감춰져 있습니다. 보이는 부분에 눈이 멎지만, 중요한 것은 항상 보이지 않는 곳에 있다는 이 시에 감명을 받았던 기억이 지금도 생생합니다.

코도 그렇지 않을까요.

○

우리의 건강을 지탱해주는 것은 코이며, 공기이며 자율신경인데 현대사회에서는 그것들을 소홀히 하고 있습니다. 그러니 건강하지 않은 사람이 느는 것은 자명한 이치 아닐까요.

약으로 증상을 완화하는 것은 임시방편에 지나지 않습니다. 정말 건강해지려면 강한 몸을 만들어야 합니다. 그러려면 몸을 제대로 써서 쇠퇴하는 것을 방지해야 합니다.

코는 눈으로 볼 수 없습니다. 매일의 습관처럼 철저히 관리하고 소중히 다루어 미래의 건강을 지금부터 구축해갑시다.

여러분이 늘 건강하기를 진심으로 기원합니다.

○

비염, 콧물, 코막힘, 알레르기를 약 없이 해결하는 코 건강법

1분이면 코가 뻥 뚫린다

초판 1쇄 인쇄 2021년 2월 3일
초판 1쇄 발행 2021년 2월 10일

지은이 곤노 세이시
옮긴이 장은주
펴낸이 박지수

펴낸곳 비에이블
출판등록 2020년 4월 20일 제 2020−000042호
주소 서울시 성동구 연무장11길 10 우리큐브 283A호(성수동2가)
이메일 b.able.publishers@gmail.com

ⓒ 곤노 세이시, 2021
값 14,000원
ISBN 979-11-909313-2-8 03510